아침편지 고도원의

사과 & 청국장
다이어트

아침편지 고도원의
사과&청국장 다이어트

고도원 지음 · 오원교(한의학 박사) 감수

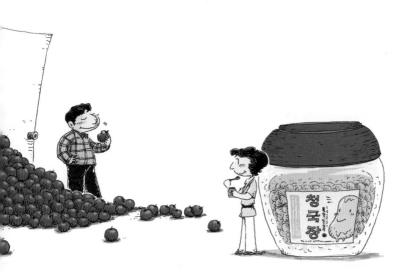

한국경제신문

건강과 다이어트, 두 마리 토끼를 잡다!

한때는 출렁거리는 살이 부와 명예를 상징하기도 했다. 때로는 복을 불러들이기 위해 일부러 살을 찌우기도 했다. 하지만 지금은 아무도 펑퍼짐한 살을 부러워하지 않는다. 선망의 대상이었던 살은 이제는 요주의 관리대상이 되었다. 사람들은 아름다워지기 위해서, 건강해지기 위해서, 혹은 인사고과 점수를 위해서 살을 뺀다. 바야흐로 가벼움이 미덕이 된 세상이 도래했다.

그동안 날씬해지려는 꿈을 이루기 위해 수많은 다이어트법들이 개발되었다. 사람들은 굶기도 하고, 수박으로 배를 채우기도 하고, 배에 랩을 칭칭 감싸기도 하고, 고무풍선을 불기도 했다. 어떤 것들은 효과가 있었고 어떤 것들은 부작용이 컸고 어떤 것들은 흐지부지 사라져버렸다.

어쨌든 다이어트는 진화하고 있다. 이제 시대는 단지 살을 빼는 것 이상의 다이어트법을 원하고 있다. 이런 시대정신에 충실한 다이어트가 바로 '3박 4일 사과 청국장 다이어트'다. 이유를 설명하자면 다음과 같다.

첫째, 건강을 살리는 다이어트다. 원래 사과 청국장 다이어트는 고도원 아침지기가 건강한 몸을 만들기 위해 개발한 프로그램이다. 그런데 3M의 '포스트 잇'이 접착제를 개발하는 과정에서 우연히 탄생한 것처럼, 사과 청국장 다이어트는 건강뿐만 아니라 다이어트 효과까지 탁월하게 나타났다. 건강과 다이어트라는 두 마리 토끼를 잡은 것이다. 그것도 아주 확실하게 말이다.

둘째, 부작용이 없는 다이어트다. 대부분의 다이어트법들은 공통된 문제점을 하나 가지고 있다. 그것은 살만 빼는 것이 아니라, 기초 대사량(하루 동안 생명을 유지하는 데 필요한 최소한의 에너지량)과 근육내 단백질을 소실시키는 것이다. 하지만 사과 청국장 다이어트는 이러한 딜레마에서 자유롭다. 사과와 청국장이 에너지와 단백질을 모두 공급하기 때문이다.

셋째, 누구나 쉽게 따라할 수 있는 다이어트다. 실행 기간이 긴 다이어트는 대부분 실패할 가능성이 높다. 시간이 지날수록 초심은 사라지고 지루함을 느끼게 된다. 그에 반해 사과 청국장 다이어트는 실행 기간을 '3박 4일'로 설정함으로써 일반 직장인들도 부담 없이 도전할 수 있도록 만들었다. 그리고 하나의 음식만을 먹는 다이어트와 달리, 전혀 다른 맛을 내는 사과와 청국장을 이용함으로써 쉽게 질릴 걱정도 없다.

넷째, 마음과 정신을 맑게 하는 다이어트다. '3박 4일 사과 청국장 다이어트'는 명상과 '마음 비우기'를 병행하도록 프로그램이 짜여 있다. 이 책에 소개된 프로그램을 따라하다 보면 어느새 정신까지도 맑아지고 가벼워져 있는 것을 느낄 수 있다.

'3박 4일 사과 청국장 다이어트'를 완성하기 위해서는 세 밤을 지내야 한다. 여러분도 이 책을 세 번 읽기 바란다. 처음에는 다이어트서로, 두 번째는 생활의학서로, 세 번째는 잠언서로 말이다. 몸과 마음이 하나가 되는 신비한 경험을 하게 될 것이다.

오원교(한의학 박사, 교정재생한의원장)

꿈을 꾸는 사람은 건강해야 합니다

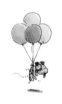 꿈을 꾸는 사람들은 건강해야 합니다.

당신이 어떠한 상황에 놓여 있든, 언제나 꿈을 꾸고 목표를 실현할 수 있는 최상의 컨디션을 유지해야 합니다. 당신의 몸은 맑은 정신과 순수한 마음이 깃드는 샘이어야 합니다. 건강을 지키는 일은 결코 나만을 위한 개인주의가 아닙니다. 사람 앞에 서고, 꿈을 나누고, 끌어안기 위해서는 나의 마음도 몸도 건강해야 합니다. 건강은 아름다운 생각을 가진 사람들의 의무입니다.

저는 이러한 진리를 심각한 탈진상태에 이르러서야 깨달았습니다.

밤낮없이 현장을 뛰어다니고 마감에 시달리던 기자 시절부터 저의 몸은 이미 쇠약해져 있었습니다. 그러다 청와대의 대통령 연설담당 비서관으로 5년 동안 근무하면서 심신은 그야말로 최악의 상황으로 치달았습니다. 전 국민들에게 보내는 말과 글, 그리고 역사에 기록되는 문서를 다루는 것은 한 치의 실수도 용납되지 않는 작업이었습니다. 중압감은 이루 말할 수가 없었죠. 그렇게 5년 동안 노심초사하며 스트레스에 시달리던 저의 몸은 망가질 대로 망가져버렸습니다.

청와대를 나온 이후 저에게는 인생의 2막이 기다리고 있었습니다.

저는 오래전부터 많은 이들에게 희망과 용기를 주는 사람이 되고 싶었습니다. 그건 소중하게 간직해 온 꿈이었고, 제 앞에는 꿈으로 향하는 문이 놓여 있었습니다. 하지만 그 문을 열기 전에 제게는 먼저 해야 할 숙제가 있었습니다. 바로 잃어버린 건강을 되찾는 일이었습니다. 당시 저의 몸 상태로는 얼마 못 가 쓰러져버릴 게 분명했으니까요. 저는 '꿈을 실현할 수 있는 육체를 회복하겠다' 는 일념으로 많은 의학 전문가들을 만났고, 건강에 관한 방대한 자료를 수집했습니다. 새로운 정보를 얻을 때마다 나 자신에게 빠짐없이 실험을 해봤습니다. 건강을 위해서라면 정말로 안 해 본 것이 없었습니다.

건강을 되찾기 위한 최종 도착지는 '사과와 청국장' 이었습니다.

어울릴 것 같지 않은 두 음식은 최상의 효과를 보여주었습니다. 식사를 대신하여 적당량의 사과와 청국장을 먹기 시작하자 나를 괴롭히던 여러 증세가 눈에 띄게 호전되었습니다. 혈액순환이 잘 되어 손발이 따뜻해졌고, 얼굴에서 부스럼이 사라졌고, 머리가 맑아졌습니다. 만성적인 피로감에서도 벗어날 수 있었지요. 몸이 순해지자 마음도 순해졌습니다. 근심과 욕심이 사라진 자리에는 소년 시절의 순수한 열정이 되살아났습니다.

그런데 여기에는 한 가지 '부작용'이 있었습니다. 바로 다이어트 효과였습니다.

사과와 청국장을 섭취하고 나서 몸이 가벼워진 것을 알게 되었습니다. 군살이 빠지기 시작하더니 점점 청년시절의 체형으로 돌아가고 있었습니다. 예상치 못한 변화였지만 분명 몸은 좋은 방향으로 바뀌고 있었습니다.

저는 '고도원의 아침편지'를 방문하는 아침편지 식구들에게 이 건강법을 알리고 싶었습니다. 지난 2008년 1월, 〈아침편지 명상센터〉에서 저는 아침편지 가족들과 함께 3박 4일 동안 사과와 청국장을 섭취하며 몸과 마음을 단련하는 프로그램을 진행했습니다. 그 결과 프로그램에 동참했던 분들 역시 저와 같은 변화를 겪었습니다. 배와 손발이 따뜻해지고, 얼굴이 깨끗해지고, 머리가 맑아졌습니다. 그리고 모두 '뱃살이 빠지고 군살이 사라지는 부작용'을 겪었습니다.

저는 더 많은 사람들에게 저의 건강법을 소개하고 싶었습니다.

그래서 '3박 4일 사과 청국장 다이어트 프로그램'을 완성하게 됐습니다. 여러분은 이 프로그램을 통해 불필요했던 몸의 살, 마음의 살들을 버리게 될 것입니다. 그리고 불필요한 욕심을 버리는 법도 함께 배우게 될 것입니다.

꿈을 꾸는 사람은 건강해야 합니다. 이 책이 꿈을 꾸는 이들의 좋은 건강 지침서가 되기를 희망합니다.

〈아침편지 명상센터〉 '깊은산속 옹달샘'에서

고도원

Contents

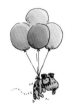

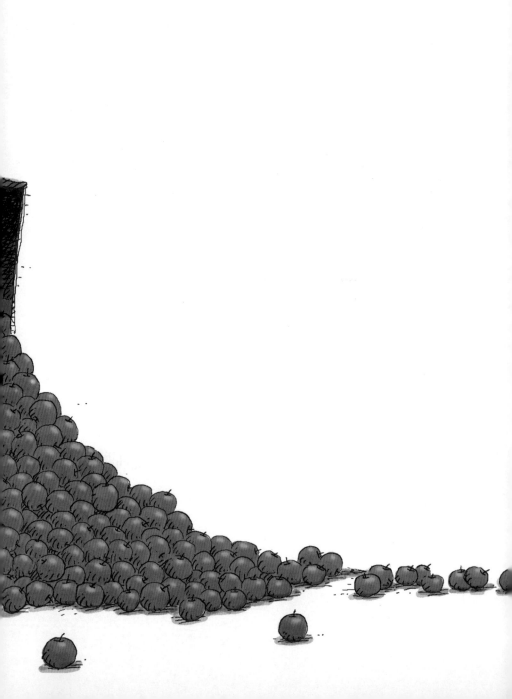

꿈꾸는 사람들의 건강법!

사과 & 청국장 다이어트

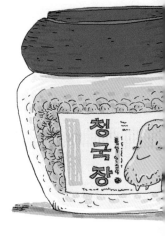

일본 작가 다자이 오사무의 소설 중에 외모에 대한 재미있는
이야기가 있습니다.

한 소년이 다락방에서 먼지가 쌓인 고서를 발견합니다.

그 책은 읽는 사람을 미남으로 만들어주는 신비한 책이었습니다.

평소 자신의 외모에 불만이 많았던 소년은 서슴없이
책에 적힌 '미남이 되는 주문'을 외웁니다.

그러자 주위에 밝은 빛이 퍼지며 소년의 얼굴이 바뀌었습니다.

소년은 들뜬 마음으로 다락을 내려가 거울을 봅니다.

그런데 이게 웬일입니까?

거울 속에는 눈이 찢어지고 볼이 통통하고 수염을 기른,
옛날 동양화에나 나올 법한 촌스러운 얼굴이 떡하니 버티고
있는 게 아니겠습니까?

소년은 뒤늦게야 깨닫게 됩니다.

아름다움의 기준은 주관적이며, 유행에 따라 바뀐다는 사실을….

그러니까 미남을 만들어주는 책이 만들어진 당시에는
'마당쇠' 같은 얼굴이 미남이었던 거죠.

미의 기준은 유행처럼 변합니다.

하지만 마음에 대한 기준은 변하지 않습니다.

사랑하는 마음, 나누는 마음, 감사하는 마음은 어느 시대에나

인간이 추구해야 할 최고의 가치였습니다.

얼굴은 성형으로 고칠 수 있지만

모난 마음은 쉽게 고쳐지지 않습니다.

마음을 잘 닦으면 늙지도 않습니다.

얼굴을 닦듯 마음을 닦아야 합니다.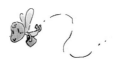

장 청소 마음 청소

'나쁜 살'을 빼는 방법

좋은 살은 건강을 유지하는 데 알맞은 살이다. 우리에게 필요한 힘을 내게 하고, 몸에 무리를 주지 않는다면 그것이 모두 좋은 살이다. 하지만 필요 이상으로 불어나 몸을 무겁게 하고, 둔하게 하고, 거기에다 자신감마저 흔든다면 그것은 살이 아니라 짐이 된다. 정상을 오르려면 불필요한 짐은 버려야 한다. 몸을 위해서도 꿈을 위해서도 나쁜 살은 빼야 한다.

그렇다면 살을 빼는 가장 기본적인 방법은 무엇일까.

'식생활, 운동, 스트레스 중 한 가지를 확실하게 잡아라!'

식생활 관리로 살을 **빼**겠다고 작정했다면, 당장 식단부터 비범하게 짜야 한다. 흰쌀밥을 현미밥으로 바꾸고, 채소 위주의 반찬을 준비하라. 간식을 없애고, 소량의 과일과 견과류만을 일정량 섭취하라. 평상시 식사량의 절반만 섭취하되, 꼭꼭 씹어서 오래 먹어라. 이것만 실천해도 체중은 반드시 준다.

운동으로 관리하겠다고 한다면, 매일매일 충분히 몸을 움직이라. 헬스클럽을 찾든, 산에 오르든, 테니스를 치든, 자신에게 맞는 운동법을 선택하여 몸속에 쌓인 노폐물이 모두 배출될 수 있을 만큼 땀을 **빼**라. 더 이상 식사량을 늘리지 않는 상태에서 하루 1~2시간 규칙적으로 운동을 한다면 군살은 **빠**지게 되어 있다.

마지막으로 스트레스 관리를 잘 하면 살을 뺄 수 있다. 체중을 늘게 하는 주요한 원인 중 하나가 바로 스트레스다. 스트레스를 받으면 체내에 '코르티솔'이라는 호르몬이 분비되는데, 이 호르몬은 식욕을 촉진시키고 체내 지방 흡수율을 높인다. 마음이 편안해야 살도 **빠**진다.

'좋은 살'을 만드는 방법

살을 빼는 것이 목적이라면 위의 세 가지 가운데 한 가지만이라도 지속적으로 하면 된다. 그런데 여기에는 몇 가지 현실적인 어려움이 따른다.

일단 시간이 문제다. 운동으로 살을 빼려면 최소한 하루 한두 시간 이상은 투자해야 한다. 이는 바쁜 직장인에게 결코 쉬운 일이 아니다. 게다가 다이어트 식단을 지키는 것 또한 외식이 잦은 직장인들에게 원천적으로 불가능한 경우가 많다. 무엇보다 살을 빼려면 최소한 6개월(혹은 그 이상의)의 기간을 하루도 빠짐없이 운동이나 식사로 전쟁을 벌여야 하는데 이에 따른 부담이 너무 크다. 스트레스 역시 의욕만으로 해결되지는 않는다.

'3박 4일 사과 청국장 다이어트'는 한두 달에 3~4일만 시간을 내어 실행하는 것으로도 충분히 원하는 만큼의 지방을 감량할 수 있다(경우에 따라서는 금요일 저녁부터 일요일까지 2박 3일 동안 주말 다이어트를 진행하더라도 상당한 효과를 본다). 일상생활을 하는 데 아무런 지장이 없을 뿐더러, 일 년에 서너 번 몸과 마음에 완벽한 휴식을 준다는 기분으로 실행하면 된다.

물론 사과 청국장 다이어트를 추천하는 이유는 단지 '살이 쉽게 빠져서'가 아니다. 이것은 여타의 다이어트법과 달리 몸의 근본을 변화시킨다. '리셋' 단추를 눌러 우리의 몸을 순수한 상태로 돌려 놓는 것이다.

장 청소! 변하고 싶다면 먼저 버려야 한다

물컵에 콜라가 반 잔 정도 들어 있다고 생각해보라. 그 컵으로 물을 마시고 싶다면 어떻게 해야 할까. 아마 콜라에 물을 붓고 '콜라 물'을 마시는 사람은 없을 것이다. 새 물을 마시고 싶다면 당연히 컵에 남아 있던 콜라를 버려야 한다. 몸도 인생사도 마찬가지다. 변하고 싶다면 먼저 버려야 한다.

건강의 시작은 장(腸)이다. 장이 건강한 사람은 나쁜 살이 붙지 않고 병에 잘 걸리지 않는다. 그러나 안타깝게도 장이 좋은 현대인은 많지 않다. 패스트푸드, 인스턴트 식품, 과도한 육류, 오염되고 불결한 식품들로 현대인의 장은 오염되어 있다. 과격한 표현을 쓰자면 장은 거의 쓰레기통이 되었다. 나쁜 음식들은 소화되지 못한 채 장에 남아 독소를 뿜어낸다. 결과는 심각하다. 변비가 생기고, 피가 탁해지고, 손발이 차가워지고, 얼굴에 부스럼과 종기가 나고,

피로감이 몰려오고, 눈이 흐려지고, 나쁜 살이 붙고, 종국에는 생명을 위협하는 병으로 발전한다. 뒤늦게 장을 살리겠다고 좋은 음식을 먹어도 장은 좀처럼 살아나지 않는다. 그건 '콜라 물'을 만드는 것과 마찬가지다.

사과 청국장 다이어트는 장을 비우는 것에서 시작한다. 한마디로 '버리기'다. 장에 남은 독소를 버리고 장을 빈 컵으로 만드는 것이다. 장이 살아나면 우리의 몸은 자연스럽게 나쁜 살을 버리게 된다. '버리기'는 육체에만 머물지 않는다.

사과 청국장 다이어트는 마음의 다이어트다. 독소와 군살만 버리는 게 아니라 혀끝의 욕심도 마음의 욕심도 함께 버려야 한다. 어떻게든 살을 빼겠다는 집착도 버려야 한다. 실제로 강박관념은 다이어트를 실패로 이끄는 무서운 적이다. 머릿속에서 들끓는 모든 생각이 스트레스가 되어 몸과 마음의 균형을 망가뜨린다. 그러면 나쁜 살을 뺄 수 없다. 체중 감량은 결과물일 뿐이다. 다이어트 기간에는 잠시 멈춰 서서 나를 돌아보고 머릿속에 크고 아름다운 그림을 그려야 한다.

우리는 몸과 마음에 쌓아 두었던 모든 불필요한 것들을 버릴 것이다. 이 과정은 오랫동안 방치해 둔 집안의 쓰레기와 먼지를 말끔히 청소하는 일과 비슷하다. 청소를 할 때는 여러 가지 청소도

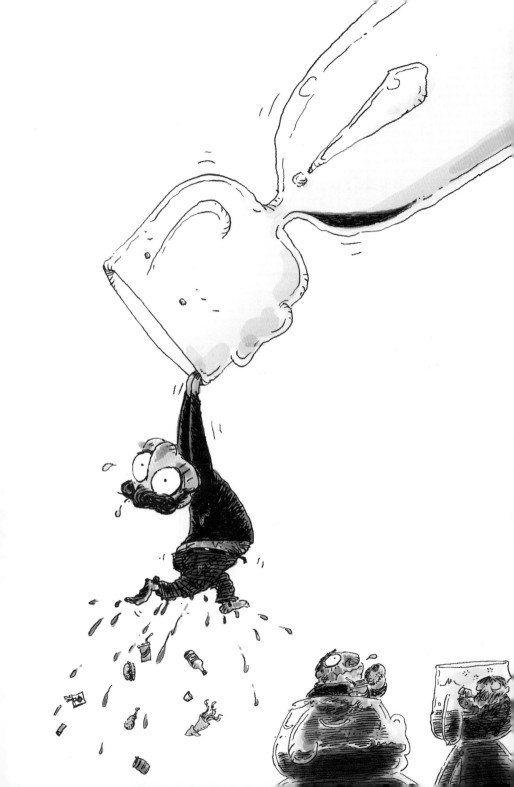

구가 동원된다. 이 책에서 소개할 '사과 청국장 다이어트 프로그램'은 우리의 심신을 맑고 고요한 상태로 만드는 데 가장 유용한 도구이다.

이제 본격적으로 사과 청국장 다이어트에 대해 알아보자.

신체를 '리셋' 해주는
사과 청국장 다이어트

미국이 쿠바에 경제제재를 가했을 때다. 쿠바는 공산품은 물론 식료품도 마음대로 수입할 수 없게 되었다. 세계 유수의 인권단체에서는 미국을 맹비난했다. 영양부족으로 쿠바인들의 건강이 위태로웠기 때문이었다. 그런데도 미국은 인권단체의 권고를 받아들이지 않았다. 이후 쿠바인들의 식탁은 톱으로 반을 잘라도 될 만큼 휑해졌다. 그런데 시간이 지나자 아무도 예측하지 못했던 일이 벌어졌다. 경제제재 이후 쿠바인들의 평균 수명이 오히려 늘어난 것이다.

내 몸의 나쁜 버릇을 고쳐 나쁜 살을 뺀다

장수 노인들과 명상가들의 공통점은 소식이다. 적게 먹으면 병치레도 적어지고 사념도 적어진다.

사과 청국장 다이어트는 일종의 '절식 다이어트'다. 평소 섭취하던 음식물의 공급을 중단하고, 일시적으로(대개 3박 4일로, 개인에 따라서 2박 3일과 4박 5일 등으로 하루 이틀 정도 가감하면 된다.) 사과와 청국장만 먹음으로써 나쁜 방향으로 돌아가던 신체의 톱니바퀴를 아기 때처럼 좋은 쪽으로 돌리는 것이다.

대부분 사람들의 몸속에는 이미 신체를 활성화시킬 수 있는 에너지원이 충분하다. 그럼에도 욕심 많은 혀는 달콤한 성찬을 불러들이고 몸에는 불필요한 것들이 자꾸 쌓여간다. 살을 빼려면 이미 몸속에 쌓여 있는 에너지원부터 꺼내 써야 한다.

문제는 우리의 몸이 오랫동안 에너지원을 쌓는 데만 길들여져 왔을 뿐 도무지 그것을 사용할 줄을 모른다는 점이다. 땔감을 쌓아두기만 할 뿐 꺼내 쓰는 것에는 인색한 것이다. 땔감은 오래 두면 자리만 차지하는 쓰레기가 된다. 에너지도 제때 쓰지 않으면 군살이 되고 독이 된다. 그런데도 쌓아두기에 익숙해져버린 몸은 매번 새로운 땔감을 달라고 떼를 쓴다. 내 몸의 주인은 바로 나다. 더 이상 끌려 다니지 말고 내가 몸을 길들여야 한다.

몸에 붙은 나쁜 버릇을 고치는 시작점은 일시적으로 연료를 차단하는 것이다. 외부의 익숙한 연료 공급원이 사라지면(즉 절식이나 단식을 하면) 몸은 비상사태를 선포한다. 그리고 재빨리 에너지원을 쌓아둔 몸속의 저장 창고로 눈길을 돌려 자체적으로 연료를 조달하려 한다.

이를테면 간은 몸속에 남아 있던 당분을 글루코스로 전환시켜 몸의 연료로 사용한다. 외부의 연료 공급이 이틀쯤 끊기면, 몸속에 불필요하게 남아 있던 노폐물들이 연소되기 시작한다. 이때쯤 되면 몸은 이제 스스로 몸속에 남아도는 에너지를 사용할 줄 알게 된다. 쓸 수 있는 땔감은 태우고 썩은 땔감은 버리는 것이다.

이처럼 신체가 '버리기 모드'로 전환했을 때 사과와 청국장은 여러 가지 기능을 담당하며 이를 돕는다.

첫째, 배설 기능을 왕성하게 한다. 사과와 청국장에 풍부하게 들어있는 영양소인 비타민과 섬유소 등은 체내에서 윤활유 역할을 한다. 먼저 장에 붙어서 독소를 내뿜던 숙변이 떨어져 나가게 한다. 장이 깨끗해지면 몸 구석구석에 찌든 때처럼 끼어 있는 지방과 노폐물들도 함께 몸 밖으로 밀려나간다.

둘째, 사과와 청국장은 다이어트에 따른 공복감을 없앤다. 3박 4

일간 완전히 음식을 끊는 것은 간단한 일이 아니다. 사실 약간 허기진 느낌이 들어야 집중력도 발휘되고 건강에도 좋은 신호지만, '찢어지게 배가 고프다'는 느낌이 들 정도면 고통과 스트레스를 이겨내기 어렵다. 많은 사람들이 다이어트에 실패하는 이유도 공복감 때문이다. 그러나 사과와 청국장은 배고픔에 따른 고통을 줄여준다. 사과는 지방을 분해하면서 인체에 포만감을 주는 대표적인 과일이다. 하루에 한 번 사과를 꼭꼭 씹어 먹으면서 뇌를 효과적으로 자극해보라. 사과를 씹는 동안 뇌는 '음식을 씹고 있다'라고 인지하므로 쉽게 공복감을 잊을 수 있다. 사과 한 조각에 감사하는 마음을 가지고 최대한 오래 사과를 씹어 먹으면 몸의 욕심도 마음의 욕심도 점차 사라진다.

마지막으로 영양부족의 염려도 없다. 사과와 청국장은 생명을 유지하는 데 반드시 필요한 영양소들을 고루 갖추고 있는 자연식품이다. 또한 각각에게 부족한 영양소를 서로 보완해주는 식품들이기도 하다. 그러므로 다이어트를 하는 기간 동안 사과와 청국장을 규칙적으로 섭취하면 영양부족에 따른 부작용에서도 벗어날 수 있다.

이렇게 3박 4일 사과 청국장 다이어트를 통해 장 청소를 하고 나면, 우리의 신체 기관들은 더욱 왕성하게 제 역할을 수행하게 된다. 특히 평소 무리한 작동으로 지쳐 있던 소화기관들은 3~4일간 휴식을 취하고 나면 더욱 활기차게 운동을 시작한다. 그러면 체내에 쓸모없는 노폐물들이 머물러 있는 시간이 줄 뿐만 아니라 신진대사도 왕성해져서 체중을 조절하는 데 큰 도움이 된다.

사과 청국장 다이어트, 단식과 어떻게 다를까

사과 청국장 다이어트는 단식 다이어트의 틀 안에 있다. 찌든 때를 제거하면 기계의 작동이 원활해진다. 마찬가지로 우리 몸도 세포까지 구석구석 청소를 하고 나면 신체 시스템이 원래대로 회복되어 질병도 막고 살도 빠진다. 이것이 두 다이어트의 공통된 원리이다.

그러나 사과 청국장 다이어트는 단식 다이어트가 갖고 있는 단점을 없애는 동시에 장점은 더욱 살려준다. 단식은 한마디로 굶는 것이다. 그래서 대개의 사람들이 따라하기에 어렵고 위험요소도 따른다. 공복감에 따른 고통도 크지만, 공복 중인 위벽을 위산이 자극하므로 속 쓰림, 메스꺼움, 구토 등의 증상이 나타날 수 있다. 더 큰 문제는 단식 다이어트가 지방만 없애는 것이 아니라 소중한 근육까지 빼앗는다는 것이다. 지방을 태우는 것은 근육인데, 단백질 부족으로 근육이 손상되면 다이어트를 하는 의미가 없다. 근육이 성기고 건강해야 꿈을 향해 힘껏 뛸 수 있는 것이다.

필자가 '사과 청국장 다이어트 프로그램'을 구성하게 된 이유도 여기에 있다. 단식은 분명 좋은 건강법이다. 그러나 막무가내로 단식 다이어트를 하다가는 지속하기 어려울 뿐더러 오히려 소중한 나의 몸을 해칠 수도 있다. 다이어트에 성공하려면 몸에 무리가 가지 않아야 하고 부작용이 없어야 한다. 사과 청국장 다이어트는 기본적으로 건강을 위해 개발한 프로그램이다. 장을 깨끗하게 비우고, 신체의 질서를 바로잡고, 독소와 살을 태우고, 궁극에는 마음을 정화하는 건강법이다. 그리고 동시에 즐거운 다이어트법이다.

제2부에서 소개할 사과 청국장 다이어트 프로그램은 초보자가 따라하더라도 별 무리가 없도록 짜여 있다. 새로운 환경에 몸이 놀라지 않고 서서히 적응해갈 수 있을 뿐더러, 사과와 청국장의 도움으로 다이어트 효과도 단식을 능가한다. 다이어트가 끝난 후 일상의 식생활로 돌아오는 과정도 별로 까다롭지 않다.

그러므로 병원의 진단을 요하는 질환자가 아니라면 남녀노소 누구나 사과 청국장 다이어트로 쉽고 즐겁게 건강관리를 할 수 있다 (단식을 해서는 안 되는 사람에 대해서는 제2부에서 자세히 소개하겠다).

사과와 청국장, '지금 만나러 갑니다'

사과는 도발적인 과일이다. 아담과 이브를 천상에서 내쫓아 새로운 세계로 나아가게 한 것도 사과고, 뉴턴 앞에 뚝 떨어져 평평했던 지구를 둥글게 만들어준 것도 사과다. 혁신적인 컴퓨터 기업 〈애플〉의 로고도 아삭, 한 입 베어 먹은 사과다.

이처럼 사과가 미래지향적인 이미지를 가진 반면, 청국장은 푸근하고 애틋한 느낌을 준다. 어려서는 대체로 청국장 냄새를 싫어한다. 그러다 나이를 먹고 세상을 배우면 한국 사람들은 다시 청국장으로 돌아간다. 거기서 고향의 냄새를 맡는다. 그리운 어머니 같다고 할까.

어쨌든 사과와 청국장은 각자의 길을 가며 사람들의 건강을 보살펴주었다. 게다가 요즘은 다이어트 식품으로도 사랑받고 있다. 이미 '사과 다이어트' 나 '청국장 다이어트' 는 잘 알려진 다이어트 방법 가운데 하나다. 사과와 청국장은 인체에 필요한 영양소들을 다량으로 함유하고 있다. 동시에 비만을 억제하는 기능까지 수행하고 있어서 다이어트 식품으로 선호된다.

그런데 이런 사과와 청국장이 만난다면?

음과 양이 짝을 짓듯 더없는 '환상적인 궁합' 을 이룬다. 사과만으로는 결핍되기 쉬운 영양소를 청국장이 보완하고, 청국장만으로 채워지지 않는 공복감을 사과가 돕는다. 이 둘이 서로를 끌어안으면, 각각의 장점을 잃지 않으면서도 서로의 단점을 보완하는 완벽한 하나의 다이어트 식품으로 탄생한다.

하늘이 내린 과일, 사과

'One Apple, No Doctor' 라는 말이 있다. '하루에 사과 하나만 먹으면 병원에 갈 일이 없다' 는 뜻이다. 사과가 다이어트 식품으로서 각광받는 이유에는 여러 가지가 있다.

첫째, 사과에 풍부한 비타민은 체내에서 윤활유 역할을 한다.

둘째, 사과의 미네랄 성분은 신체에 지속적으로 포만감을 준다. 그래서 아침에 사과를 먹으면 점심과 저녁식사 양을 줄여도 허기지지 않는다.

셋째, 사과에 함유된 사과산, 구연산, 주석산 등의 성분은 열기(熱氣)를 동반한 초조함이나 긴장 등의 증세를 억제하는 기능이 있다. 다이어트를 하다 보면 먹고 싶은 것을 마음대로 먹을 수 없어 초조함을 느끼는 경우가 있다. 이때 싱싱한 사과를 깨물어 먹으면 가뭄의 단비처럼 위에 작은 평화가 찾아온다.

그밖에도 사과는 비타민 C와 섬유소가 풍부해 피부미용에 좋다. 그리고 사과의 항산화 물질은 암을 막아주고 기억력 감퇴를 예방하는 데 도움을 준다.

장을 청소하는 발효식품, 청국장

청국장에 함유된 불포화 지방산은 두 가지 기능을 한다. 우선 음식물의 소화와 흡수를 도와주고 혈관에 노폐물이 쌓이는 것을 막는다. 그리고 과도하게 축적된 체지방을 녹이는 역할을 한다.

청국장의 섬유소 역시 이와 비슷한 기능을 담당한다. 섬유소는 체내에 과다하게 유입된 영양분을 흡착하여 배설하도록 만드는데, 청국장에는 이러한 섬유소가 다른 식품의 5배나 많이 들어 있다.

청국장의 바실러스균은 정장효과(장을 깨끗이 청소하는 기능)가 뛰어나서 변비를 개선시킨다. 청국장에 있는 레시틴이라는 성분은 혈관에 붙어 있는 콜레스테롤을 씻어낸다. 혈액순환이 원활하게 이루어지면서 다이어트뿐만 아니라 암이나 고혈압과 같은 질병 치료에도 큰 도움을 준다.

특히 청국장이 다이어트 식품으로 각광받는 이유는 청국장 안에 단백질과 미네랄이 많이 들어 있다는 점 때문이다. 다이어트를 할 때 우리 몸에서 먼저 소실되는 영양소는 단백질과 미네랄 등이다. 청국장에는 이러한 영양소들이 포함되어 있어서 절식에 따른 영양 손실을 효과적으로 예방할 수가 있다.

그밖에도 청국장이 건강에 미치는 효능은 아주 많다. 비타민 E와 비타민 B군이 대량 들어 있어 피부 트러블을 고치고, 노화나 주름살을 방지하는 데도 효과적이다. 청국장은 고칼슘 식품이기 때문에 골다공증 예방에도 도움이 된다.

사과와 청국장의 어우러짐

만약 천사가 식단을 짠다면 식탁 위에 사과와 청국장을 올려놓을 것이다. '혹시 하늘나라의 요리사가 손이 미끄러지는 바람에 천상의 두 음식을 지상으로 잘못 떨어트린 게 아닐까?' 하는 착각이 들 정도로 둘 다 완벽한 식품이다. 그러나 그중 하나만을 이용하는 단일 다이어트 식품으로서는 몇 가지 부족한 면이 있다.

일단 사과만으로 다이어트를 하면 단백질 부족으로 인한 근육의 감소가 나타난다. 우리 몸은 지방, 탄수화물, 단백질 등을 분해하여 신체 기관에 필요한 에너지원을 공급받는다. 그런데 사과 다이어트만을 하게 되면 외부에서 단백질을 거의 공급받지 못하므로 신체는 애꿎은 근육까지 태우게 된다. 이 과정에서 수분까지 빠져나가 피부는 쪼글쪼글해지고 늙어버린다. 더구나 근육이 부족하면 신체의 기초 대사량도 낮아진다. 그러므로 본래의 식생활로 돌아왔을 때 다시 살이 찌게 될 가능성이 높다.

반면, 청국장만 이용하는 다이어트의 경우 영양 결핍은 문제되지 않는다. 하지만 역시 혼자만으로는 무리다. 청국장만으로 다이어트를 하게 되면 급작스러운 어지럼증에 빠질 위험이 있다. 청국장에는 당 성분이 없다. 갑자기 당의 섭취를 중단하면 우리 몸의 혈당지수가 떨어지면서 어지러운 증상이 생길 수 있다. 이러한 몸의 변화를 막기 위해서는 사과와 같은 과당이 함유된 식품을 일정량 섭취해야 한다.

그리하여 사과와 청국장을 함께 섭취하면서 이러한 부작용을 최소화할 수 있다. 좀처럼 어울릴 것 같지 않던 사과와 청국장은, 사실 서로의 단점을 보완하는 최고의 짝궁이다. 사과에 부족한 단백질은 청국장에서 얻을 수 있으며, 청국장에서 해소되지 않는 당의 흡수는 사과를 섭취함으로써 해결할 수 있다.

무엇보다 사과와 청국장을 함께 섭취하면 살을 뺄 때 우리를 가장 괴롭히는 '지독한 허기증'에서 벗어날 수 있다.

비우는 법을 배우면
살이 찌지 않는다

요요현상을 다스리는 사과 청국장 다이어트

　　힘겹게 뺀 살이 다시 찌기 시작하는 것만큼 황당한 일도 없다. 요요현상, 즉 열심히 운동도 하고 힘들게 식사량까지 줄이면서 살을 뺐지만 예전의 생활방식으로 돌아가자마자 다시 살이 차오르는 현상을 말한다. 요요현상은 심리적으로도 나쁜 영향을 미친다. 정말 힘겹게 목표를 이루었는데 다시 제자리로 돌아가면 '열심히 해봐야 소용없어!'라는 좌절감에 사로잡힐 수도 있다.

　　사과 청국장 다이어트 후에도 우리는 '일시적' 요요현상을 겪을 수 있다. 대개의 사람들이 다이어트 이후 보식기간에 접어들면 1~2kg가량의 체중 증가를 보인다고 말한다. 그런데 이것은 아주 자연스러운 현상이다(보식은 사과 청국장 다이어트와 한 세트다. 이는 제2부에서 자세히 설명하겠다). 다이어트를 하는 동안 신체는 적은 에너지 소비량으로도 살아갈 수 있도록 기초대사량을 줄인다. 그러다 음식물을 섭취하기 시작하면 신체는 기초대사량을 초과하는 영양분을 지방으로 저장하려 한다. 이때 약간 체중이 증가하지만 일시적인 현상일 뿐이니 안심해도 된다.

사과 청국장 다이어트는 다음 세 가지 측면에서 요요현상을 방지한다.

위가 줄어들고 욕심이 줄어든다

흔히 '영혼은 머리에, 마음은 심장에 깃드는 것' 으로 표현된다. 그렇다면 욕심은 어디에 깃들어 있을까. 욕심을 표현하는 기관을 찾고 싶다면 위(胃)를 누르면 된다. 위는 욕심과 닮았다. 욕심에 끝이 없듯이 위도 끝없이 늘어난다. 입에서 집어넣는 대로 위는 다 받아들인다. 풍선처럼 늘어난 위는 더 많은 것을 요구하고,

위를, 허기를, 욕심을 채우기 위해 우리는 점점 더 많은 음식을 먹게 된다. 그러나 다행스러운 점이 하나 있다. 위는 줄어들 줄도 안다는 사실이다.

사과 청국장 다이어트를 하고 나면 늘어진 위가 줄어들기 때문에 과식하는 습관이 고쳐진다. 평소 과식하는 사람들의 위는 필요 이상으로 늘어나 있다. 늘어난 위는 더 많은 음식을 부르고, 더 많은 음식은 위를 더 늘어나게 한다. 이런 식으로 자꾸 먹기 시작하면 욕심이 커지는 악순환이 이어진다.

사과 청국장 다이어트는 욕심의 악순환을 끊는다. 사과 청국장 다이어트로 절식을 하고 나면 위는 자연적으로 쪼그라든다. 위가 수축되면 많이 먹지 않더라도 배부른 느낌이 든다. 실제로 사과 청국상 다이어트 경험자 가운데에는 100kg에 육박하는 거구의 사람도 있었는데, 그는 평소 남들보다 두세 배 이상의 식사를 하는 대식가였다. 하지만 사과 청국장 다이어트를 꾸준히 하고 난 후부터 소식만으로도 배가 부르고 든든하다는 것을 경험하고서 자신도 매우 놀라워했다.

비만을 고치는 지름길은 바로 식습관을 바꾸는 것이다. 과식하면서 살을 빼겠다는 것은 넌센스다. 사과 청국장 다이어트는 오랫동안 바꾸지 못한 식습관을 변화시키고 욕심을 줄여준다.

고장난 신체 시스템을 고치고 질서를 되찾는다

신진대사가 활발하게 작동하려면 그날 먹은 음식물이 바로 흡수되고, 바로 배설되어야 한다. 하지만 잘못된 식생활과 운동 부족, 스트레스 등으로 인해 이 과정이 제대로 처리되지 못하면 몸속에 노폐물이 쌓인다. 이렇게 질서가 흐트러지면 군살이 붙는다. 그리고 노폐물은 혈관에 떠다니며 동맥경화나 심근경색 등 여러 질병을 일으킨다.

사과 청국장 다이어트를 하면 지방이 태워지고 노폐물들이 분해된다. 이 과정에서 몸은 구석구석까지 말끔하게 청소된다. 몸속이 깨끗해지면 신진대사가 활발해진다. 외부에서 음식물이 몸속으로 들어왔을 때 소화, 배설의 과정이 더욱 왕성하게 진행된다. 그래서 예전처럼 쉽사리 군살이 붙지 않는다. 정상적인 몸의 질서가 회복되는 것이다.

몸이 배우면 마음도 배운다

살을 뺄 때 오직 '결과'에만 주목하는 사람들이 있다. '얼마나 체중이 줄었는가'에만 관심을 갖는 것이다. 다이어트로 인한 부작용은 대개 이처럼 결과만 중시할 때 발생한다. 빨리 살을 빼기 위하여 지방흡입을 한다든지, 지방용해주사를 맞는다든지, 다이어트 약품을 복용하기도 한다. 그러면 일시적으로 비만 문제를 해소할 수 있을지 몰라도 대개는 원상태로 돌아가기 마련이다. 살이 찐 데에는 어떤 원인이 있기 마련인데, 그 원인은 방치한 채 손쉽게 외양만 바꾸려 하기에 실패하는 것이다.

살을 뺄 때 가장 중요한 것은 살을 빼는 '과정'이다. 평소와는 다른 식사, 다른 생활을 하는 과정에서 몸은 변화를 체험한다. 위가 줄어들면 사과 한 조각에도 행복감이 느껴진다. 몸이 겸손해지고 잊고 있던 삶의 목표를 자각한다. 몸은 꿈을 이루게 만들어주는 도구라는 사실을 알게 한다.

사과 청국장 다이어트는 '버리기'이고, '비우기'이고, '멈춰서기'이다. 우리의 프로그램이 명상을 병행하는 이유도 거기에 있다. '사소한 것에 관심이 많은 사람들은 대체로 성공할 수 없다'는 말이 있다. 잡다한 것에 정신이 팔리면 꿈을 이룰 수 없다. 달콤한 음식과 순간적인 재미는 우리가 진정 원하는 것이 아니다. 우리에게는 이루고 싶은 고귀한 목표가 있다. 사념을 버리고, 마음을 비우고, 멈춰 서서 내면의 우물을 들여다보라. 고요한 수면 위에는 커다란 별이 빛나고 있을 것이다. 몸이 가벼워지면 별을 향해 더 높이 뛸 수 있다.

사과 청국장 다이어트의
장점과 보완점

변화는 틀을 깨는 것을 의미한다. 사과 청국장 다이어트를 하는 동안에는 익숙한 생활에서 과감히 벗어나야 한다. 일단 3~4일 동안은 일반식을 할 수 없다. 과자나 음료수는 절대 금지사항이다. 되도록 깨끗하고 조용한 장소에서 차분하게 생활해야 한다. 아마도 조금은 힘들고 불편하게 느껴질지 모르겠다. 하지만 사과 청국장 다이어트로 인해 생기는 신체상의 변화를 생각하면 이런 정도는 사소한 일일 뿐이다.

사과 청국장 다이어트의 장점

● 일상생활을 하는 데 지장을 주지 않는다. 한두 달에 한 번 꼴
로 휴일에 시간을 내어 하면 되기 때문이다. 또한 다이어트 중
에 그다지 체력저하를 느끼지 않는다. 직장에 다니면서도 얼
마든지 다이어트를 할 수 있다. 오히려 정신이 맑아지고 몸이
가벼워져서 일을 하는 데 도움이 된다.

● 특별한 장소나 장비가 필요하지 않으므로 부담 없이 실행할
수 있다. 새 운동화를 사지 않아도 된다. 넓은 운동장이나 복
잡한 훈련과정도 필요하지 않다. 혼자서도 집에서 얼마든지
체험할 수 있다.

● 단식처럼 무리해서 굶지 않으므로 초보자도 쉽게 따라할 수
있다.

● 인스턴트 식품에 길들여져 있던 미각에 변화가 생긴다. 사과
청국장 다이어트를 하고 나면 혀가 순해진다. 평소에는 인식
하지 못했던 조미료의 맛이 느껴지고 자극적인 가공식품이 자
연스레 꺼려진다. 혀는 자연식품의 깊은 맛을 찾아 나선다.

● 몸뿐만 아니라 마음까지도 상쾌해진다. 사과 청국장 다이어트
를 하고 나면 우리가 그동안 너무 많이 먹으면서 심신의 균형

을 깨트려왔다는 것을 깨닫게 된다. 버리는 몸의 습관이 마음을 움직인다. 사과 청국장 다이어트에 성공한 사람들은 이전보다 감사한 마음, 행복한 마음을 가진다.

- 번잡한 일상에서 벗어나 잠시 자연의 리듬에 자신을 맡길 수 있다. 우리의 일상생활은 자연적인 것들과는 너무 멀리 떨어져 있다. 컴퓨터, 텔레비전, 휴대전화 등에서 쏟아져나오는 전자파나 일회용기, 플라스틱, 알루미늄 등에서 배출되는 환경 호르몬, 가공식품 속의 화학 첨가제 등, 현대 문명이 낳은 온갖 유해한 물질들에 우리는 둘러싸여 있다. 사과 청국장 다이어트를 하는 동안만이라도 이런 것들로부터 벗어나 온전히 자연 그대로의 순수한 자기 자신으로 돌아갈 수 있다.

- 최고의 선물은 건강이다. 신체가 올바른 방향으로 움직이면 살이 빠지고 몸은 단단해진다. 사과 청국장 다이어트를 꾸준히 하다 보면 면역력이 강화된다. 감기에 잘 걸리지 않고, 피곤도 쉬 느끼지 않는다.

사과 청국장 다이어트의 보완점

- 하루가 길게 느껴진다. 식사시간이 사라지고 잠도 줄어들어서 상대적으로 여유시간이 늘어난다. 더딘 하루에 어쩌면 지루하다는 생각이 들 수도 있다. 그렇다고 컴퓨터 게임이나 쇼핑 등으로 신경을 흥분시켜서는 곤란하다. 다이어트 기간 중에는 자극적인 음식처럼 자극적인 생각도 멀리해야 한다. 사실 이때야 말로 생각을 높은 차원으로 끌어올릴 수 있는 절호의 기회다. 독서나 산책으로 마음을 정화하고 명상을 통해 진정한 자신을 찾아야 한다.

- 개인에 따라서는 약간의 공복감을 느낄 수 있다. 아무래도 식사량을 대폭 줄였기 때문에 평상시와 같은 넘치는 포만감은 느낄 수가 없다. 특히 다이어트를 시작한 후 이틀이 지나면 위가 마치 동굴이 된 것처럼 텅 빈 느낌이 든다. 그러나 기운이 떨어지거나 무기력해지지는 않는다. 셋째 날쯤 되면 오히려 심신이 가볍고 상쾌해진다.

- 명현반응이 나타날 수 있다. 명현반응이란 몸속의 나쁜 것들이 중화되는 과정에서 신체상에 나타나는 여러 가지 현상을 말한다. 어지럽다거나 구토가 난다거나 혀에 설태가 낀다. 이

는 몸이 좋아지는 과정에서 잠시 나타나는 반응이므로 증상이 심하지 않다면 걱정할 필요가 없다. 이러한 증상은 개인에 따라서 천차만별로 나타나며, 별다른 증상을 보이지 않는 사람들도 많다.

- 청국장이 입맛에 맞지 않을 수 있다. 특유의 냄새와 쌉쌀한 맛 때문에 처음엔 생으로 먹기가 거북스러울 것이다. 하지만 천천히 씹다 보면 생청국장의 구수한 맛에 익숙해진다.

- 다이어트를 하는 동안에는 술과 커피 등의 기호식품을 끊어야 한다. 물론 담배도 피지 않는 게 좋다. 사과 청국장 다이어트는 심신에 쌓여 있는 독소들을 제거하는 건강 프로그램이다. 이를 통해 심신에 새로운 활기와 정기를 불어넣어야 하는데, 술과 담배와 같은 유해한 것들을 흡입한다면 그 효과가 반감될 수밖에 없다.

사과 청국장 다이어트의 효능

사과 청국장 다이어트는 안전하고 정확하게 살을 빼는 방법이다. 다이어트를 마친 후 과식만 하지 않는다면 체중계의 바늘은 자신이 원하던 곳에 가까이 갈 것이다. 그러나 사과 청국장 다이어트의 방향계가 가리키는 곳은 단순한 살 빼기가 아니다. 우리의 목표점은 건강이다. 건강해야 꿈을 담고, 꿈을 이룰 수 있다. 그런 건강한 몸이 되는 것이다.

사과 청국장 다이어트는 병의 예방과 치료에 직간접적인 영향을 미친다. 사과 청국장 다이어트를 하면 신체의 신진대사 과정과 신경호르몬에 자연스러운 균형이 생긴다. 그리고 내분비 계통의 기능

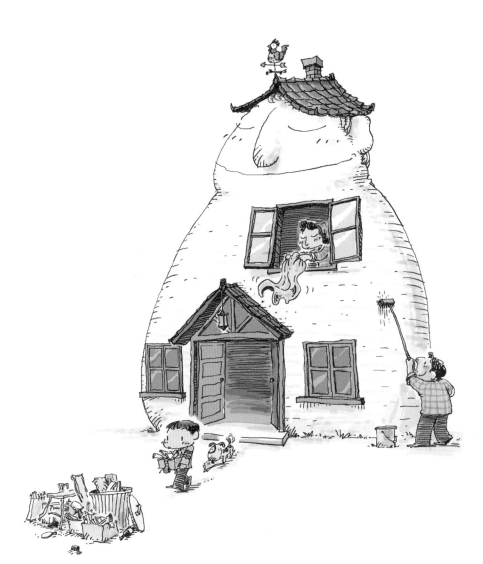

이 좋아진다. 결과적으로 혈액이 맑아지고, 면역력이 높아지며 스트레스가 줄어드는 등 여러 가지 예방의학적 효과를 얻을 수 있다.

몸이 정화된다

사과 청국장 다이어트는 안으로 하는 목욕이다. 몸속 구석구석 달라붙은 찌꺼기들을 때를 밀 듯 밀어내는 것이다. 이 과정에서 혈액 속의 콜레스테롤이나 내장, 근육 조직 속의 각종 불순물, 독소, 노폐물 등이 배출된다.

과식에 익숙해진 몸은 늘 목구멍을 올려다본다. 그런데 약속시간에 그 구멍에서 기대했던 것이 쏟아지지 않으면 그때야 사방으로 고개를 돌리기 시작한다. 신체는 외부로부터 에너지원을 얻지 못하면 창고에 쌓아두었던 에너지를 꺼내 쓴다. 이때 군살 덩어리나 지방 덩어리가 연소된다. 그리고 내장이나 혈액, 체액, 근육 조직이 정화된다.

사과 청국장 다이어트를 하면서 다량의 변을 보거나 눈곱, 콧물, 설태 등이 많아지는 것도 신체 내부의 정화작용이 일어나면서 생기는 현상들이다.

피가 맑아지고 면역력이 높아진다

잘못된 식생활은 피를 탁하게 만든다. 기름지고 끈적해지면서 이른바 '피떡'이 된다. 맑은 시냇물처럼 잘 흘러야 할 피가 막히거나 오염되면 병을 부른다.

사과 청국장 다이어트를 하면 장이 청소되고, 독소가 사라지고, 피가 깨끗해진다. 오염된 생명수가 정화되면 백혈구 수치가 증가한다. 백혈구는 병에 걸렸을 때 나쁜 균을 공격하는 중요한 혈구세포 중 하나다. 백혈구 수치가 상승한다는 것은 곧 병에 대한 면역력이 높아지는 것을 의미한다.

병에 걸린 동물이 며칠 동안 아무것도 먹지 않고 가만히 웅크리기만 하다가 어느새 말끔히 병이 낫는 경우를 종종 볼 수 있다. 이는 음식물을 먹지 않음으로써 오히려 몸속에 잠재되어 있던 면역력이 커지기 때문에 가능한 일이다.

사과 청국장 다이어트의 원리도 이와 비슷하다. 사과 청국장 다이어트를 하면 몸속에 잠재되어 있던 면역력이 발휘되어 병에 대한 저항력이 커지게 된다.

몸의 회복 속도가 빨라진다

한방에는 '담음'이라는 것이 있다. 담음이란 신진대사에 장애가 생겨서 체내 영양분이 정체되었다가, 각종 노폐물과 함께 걸쭉하고 탁한 상태로 쌓이는 것을 가리킨다. 한방에서는 이러한 담음이 있으면 쉽게 살이 찌고 피로해진다고 말한다.

사과 청국장 다이어트는 생명의 길을 뚫어주는 자연요법이다. 노폐물을 씻어내고 신진대사를 정상화하여, 몸이 제 기능을 하게 만들어주는 것이다. 그래서 사과 청국장 다이어트를 하고 나면 만성피로에서도 벗어날 수 있다. 또한 과로하더라도 몸의 회복 속도가 매우 빨라진다.

얼굴에서 빛이 난다

꿈을 가진 사람은 언젠가는 많은 사람들 앞에 서게 된다. 그때 당신의 얼굴에서는 빛이 나야 한다.

얼굴을 보면 그 사람의 장을 짐작할 수 있다. 피부가 거칠어지고, 까매지고, 입가에 부스럼이 나고, 군데군데 벌건 두드러기가 나고,

뾰족한 종기가 생기는 원인은 바로 장에 있다. 장이 나쁘면 피부에 바로 증상이 나타난다. 그래서 '얼굴이 나빠졌다'는 말 대신 '장이 나빠졌다'는 말이 실은 옳은 표현이다.

인상(人相)보다 중요한 게 장상(腸相)이다. 장에 숙변이 달라붙으면 울긋불긋한 곰팡이가 핀 것처럼 장상이 더러워진다. 숙변은 썩으면서 독소를 내뿜고 장막에 염증을 일으킨다. 그러면 얼굴에도 그대로 드러난다.

얼굴이 푸석하고, 붓고, 각종 트러블이 생기면 장을 씻어내야 한다. 사과 청국장 다이어트는 변을 내리고, 숙변을 떼어낸다. 이때도 피부가 가장 먼저 반응한다. 장이 깨끗해지면 얼굴에 그늘이 사라진다. 피부에 올라왔던 독이 들어가면서 수분과 탄력이 돌아온다. 얼굴은 고운 도자기처럼 윤기가 흐른다. 꿈꾸는 사람의 얼굴이 된다.

마음에서 화가 사라진다

스트레스를 받으면 가장 먼저 증가하는 것이 혈압, 혈당, 콜레스테롤 수치다. 그런데 혈액에 찌꺼기가 많으면 이러한 증상이 악화된다. 만약 체내의 정화작용이 활발하다면 스트레스를 받더라도 혈액의 변화(혈액응고작용)가 크지 않고, 이를 재빨리 해소시킬 수 있다. 사과 청국장 다이어트를 하면 혈액에 쌓인 노폐물이 제거되어 스트레스에 대한 신체 저항력을 높일 수 있다.

또한 다이어트 기간 중에 칼슘 부족을 초래하는 인공식품(백설탕 포함)을 섭취하지 않기 때문에 스트레스에 강해진다. 칼슘이 부족하면 스트레스에 대한 저항력이 약해지는데 이를 방지하는 것이다. 그래서 다이어트 이후에도 자연식품을 섭취하는 것이 좋다.

스트레스에 대한 저항력은 몸에서만 이루어지지 않는다. 사과 청국장 다이어트는 명상을 통해 마음을 단련한다. 버리는 과정을 통해 마음은 온기를 되찾는다. 남을 더 배려하게 되고 연민을 느낀다. 그리고 구름처럼 포부가 커진다. 높은 이상을 추구하는 자는 발에 걸리는 작은 문제들에 연연하지 않는다.

정신은 청명한 하늘이 된다

장에 숙변이 쌓이면 더러운 가스가 발생한다. 이 가스는 머리로 올라가 뇌신경의 활동을 방해한다. 그러면 머리가 무거워지고 지끈거린다.

사과 청국장 다이어트는 숙변을 비롯한 체내의 노폐물을 몰아내는 데 탁월한 기능을 한다. 뇌 활동을 둔화시켰던 그을음 같은 가스가 사라지는 것이다. 그럼 뿌연 유리창을 닦은 것처럼 시야가 확 트인다. 머리가 맑아지면 세상이 새것처럼 느껴진다. 호기심이 많아지고 돌 틈에 핀 노란 꽃잎에도 눈이 간다.

머리가 맑아지면 집중력이 향상된다. 잠들었던 두뇌 세포가 깨어난 것처럼 놀라운 집중력이 발휘된다. 또한 기억력이나 판단력, 직관력 등도 좋아진다. 그래서 다이어트를 하고 나면 전보다 일의 능률이 향상되고 공부가 잘 된다고 말하는 사람들이 많다.

몸이 살아나면 정신도 생생해진다. 비가 그친 여름날, 처마에서 떨어지는 하나의 빛나는 물방울처럼 정신은 맑고 투명해진다. 맑아지면, 목표는 더욱 또렷하게 보인다.

사과 청국장 다이어트를 위한 준비물

사과 청국장 다이어트를 하기 위해서는 몇 가지 준비가 필요하다. 우선 자신이 다이어트를 수련원에서 할지, 집에서 혼자 할지를 결정한다.

가장 좋은 방법은 수련원을 찾는 것이다. 수련원에는 다이어트를 하기 위한 최적의 장소가 마련되어 있다. 조용한 가운데서 명상을 하기에도 알맞고, 여러 가지 건강법도 체험할 수 있다. 그리고 함께 다이어트를 할 동료들이 있어서 지루하지 않으며 서로가 서로에게 힘이 되어준다. 또한 다이어트를 지도할 전문가가 있어서 정확한 지식과 노하우를 전수받을 수 있다.

수련원을 찾지 못할 상황이라면 집에서 다이어트를 실행할 수 있도록 준비해야 한다. 간단한 준비물을 챙기고 이 책에서 소개하는 방법을 따르면 된다.

다이어트 복장

다이어트 복장은 따로 있지 않다. 정전기가 발생하지 않고 몸을 꽉 죄지 않는 편안한 옷을 입으면 된다. 면 소재로 된 일상복이나 운동복이면 무난하다. 두꺼운 재질의 옷은 피부가 호흡을 하는 데 방해가 되므로 얇은 식물성 섬유를 택하는 것이 좋다.

여성들은 거들이나 스타킹, 브래지어 착용을 되도록 피한다. 화장도 하지 않는 것이 좋다. 액세서리도 착용하지 않는다. 금속이나 보석, 돌 등은 신체에 영향을 미칠 수 있다. 최대한 자연 그대로의 모습에 가깝도록 한다.

장소

되도록 수련원을 찾는 것이 좋지만, 집에서도 충분히 가능하다. 다만 집에서 할 때는 통풍이 잘 되고 공기가 맑으며 위생이나 청소 상태가 청결한 곳이 적합하다. 사람들로 북적대는 장소는 멀리한다. 정신적으로 안정을 취하는 데 방해가 되기 때문이다. 텔레비전이나 라디오, 컴퓨터 등의 전자기기도 될 수 있는 한 꺼두는 것이 좋다.

수련원의 경우 자연 속에 자리 잡고 있고, 외부와의 접속이 차단되며, 다이어트를 함께 하는 동료들이 있기 때문에 더욱 즐거운 마음으로 실행할 수 있다.

체험일지

무엇을 하고 무슨 생각을 했는지 간단하게 기록하는 것이다. 체험일지를 쓰면 다이어트 중에 일어나는 몸과 마음의 변화를 생생하게 느낄 수 있다. 똑같은 약속임에도 구두 계약과 서면 계약의 무게가 다르듯이, 생각을 글로 남기면 스스로에게 책임감이 생겨난다. 그리고 희망 사항을 종이에 쓰면 그것을 이루고 싶은 마음 또한 간절해진다.

체험일지를 온라인 공간(컴퓨터상의 각종 커뮤니티나 블로그 등)을 통해 외부에 공개하는 것도 좋은 방법이다. 자신의 의지를 새롭게 다질 수 있는 계기가 되며, 주변 사람들의 격려와 도움도 받을 수 있다.

간단한 의료기기

몇 가지 의료기기를 준비하면 자신의 신체변화를 수치상으로 확인할 수 있다. 사과 청국장 다이어트가 이루어지는 〈아침편지 명상센터〉에는 체중계와 혈압계를 상비해두고 매일 아침마다 수치를 측정한다. 필수 준비 사항은 아니지만 만약 평소 혈압에 이상이 있다면 매일 혈압을 재도록 한다.

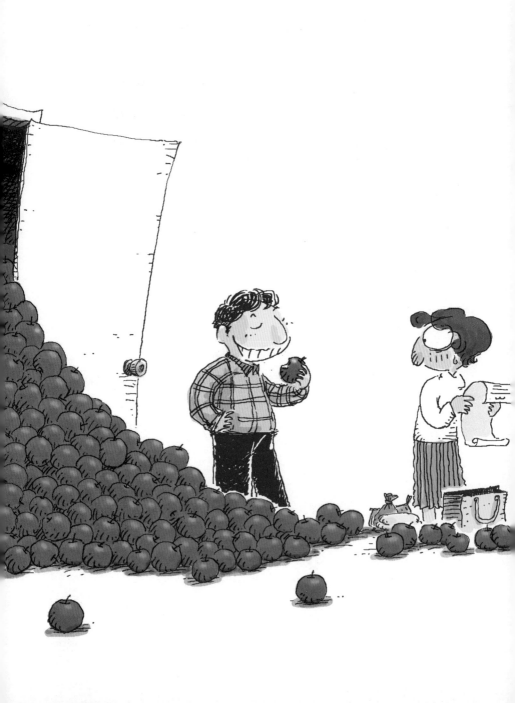

마그밀

마그밀은 변통을 좋게 하는 수산화마그네슘에, 위산의 작용을 억제하는 제산제가 가미된 약제를 가리킨다. 다이어트 중에 마그밀을 복용하면 장을 자극하지 않으면서 부드럽게 변을 볼 수 있다. 또한 위산의 과도분비로 인한 속 쓰림, 위궤양 등도 어느 정도 예방할 수 있다.

다이어트 기간 중에 변비 증상이 나타나면 복용한다. 변비가 심할 경우에는 1일 2회 섭취해도 무방하다. 반드시 지켜야 하는 사항은 아니므로 과도하게 복용하지 않는다.

마그밀은 물에 녹이든지 깨트려서 많은 물과 함께 먹는다.

생식

다이어트를 전후해서 꼭 필요한 준비물이다. 생식은 우리 몸을 변화에 적응시키는 데 도움을 준다. 특히 다이어트를 마무리하고 일반식을 먹기 전에 몸이 적응하는 과정(보식 과정)에서 생식을 섭취하게 되면 몸이 보호된다. 생식은 작아진 위를 갑자기 늘리지 않으므로 요요현상을 막아준다. 생식을 먹을 때는 차가운 물보다는 따뜻한 물에 섞어서 먹으면 좋다.

기타

사과와 청국장(유기농), 생수, 소금(국산 천일염을 구운 것), 구충제 등을 준비한다. 이에 대해서는 제2부의 내용을 참고한다.

사과 청국장 다이어트 공식

    사과 청국장 다이어트를 더욱 효과적으로 하기 위해서는 여러 가지 보조적인 방법들을 병행하는 것이 좋다. 3박 4일 동안 가만히 있는 것보다는 적절한 운동과 냉온욕, 마사지, 풍욕, 명상 등을 겸하면 더 좋은 결과를 얻을 수 있다. 단 에어로빅이나 댄스 스포츠와 같은 지나치게 격렬한 운동은 체력을 고갈시키고 신체에 무리를 줄 수 있으므로 피한다.

    아래에 소개하는 7가지 다이어트 공식을 활용하면 체중조절도 쉬워지고 기력도 빨리 회복된다. 자신의 컨디션에 맞춰 적절히 따라하도록 하자.

제2부에서는 아래의 방법들이 적용된 '사과 청국장 다이어트 프로그램'이 소개되고 있으므로, 다이어트를 시작하기 전에 미리 자세나 동작 등을 점검해 두는 것이 좋다.

다이어트 공식 1 호흡

자동차 엔진에 시동을 걸려면 휘발유와 산소가 결합되어야 한다. 우리 몸의 세포도 에너지를 내려면 음식물과 산소가 필요하다. 산소가 없으면 에너지의 대사가 활발하게 일어나지 않고, 섭취한 음식물도 연소되지 않는다. 연소되지 않은 음식물은 그대로

복식호흡

❶ 평평하고 깨끗한 자리에 가부좌 혹은 반가부좌 자세를 하고 앉는다.
❷ 혀는 입천장에 붙이고 입을 다문다.
❸ 코로 뱃속 깊이 숨을 들이마시면서 배가 불룩하게 나오게 한다.
❹ 숨을 깊게 내쉬면서 배가 들어가게 한다.
　이때 모든 동작은 천천히 고요한 상태로 진행한다.

체내에 쌓인다. 몸속에 산소량이 충분해야 신진대사가 원활해지고 지방이 잘 연소된다.

'복식호흡'은 신선한 산소를 다량으로 체내에 공급하는 매우 효과적인 방법이다. 또한 복식호흡은 명상의 시작이라 부를 만큼 심신을 평온하게 만들어준다.

자세를 바로 하고 배로 깊게 숨을 들이마시고 내쉬면, 우울증 치료 호르몬인 세로토닌이 체내에 분비되면서 마음까지 치유된다.

다이어트 공식 2 요가

사과 청국장 다이어트를 하는 데 도움이 되는 운동법에는 요가가 있다. 요가가 건강에 도움이 된다는 사실은 이미 널리 알려져 있다. 요가는 정적인 운동으로, 정서적 안정감을 주며 신진대사를 촉진시켜 지방을 연소시킨다.

아래에 소개하는 요가 동작은 특히 신체를 정화하고 신진대사를 활성화하는 데 큰 효과를 발휘하는 동작들이다.

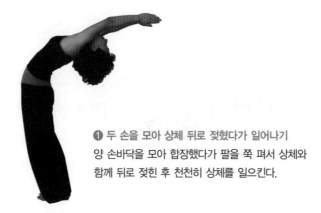

❶ 두 손을 모아 상체 뒤로 젖혔다가 일어나기
양 손바닥을 모아 합장했다가 팔을 쭉 펴서 상체와
함께 뒤로 젖힌 후 천천히 상체를 일으킨다.

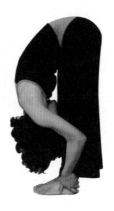

❷ 오금 펴고 상체 숙이기
숨을 내쉬며 다리의 오금은 쭉 편 채로
천천히 상체를 숙여 복부를 허벅지에
붙이고, 머리와 목의 힘을 빼고 늘어뜨린다.

❸ 오른쪽 다리 뒤로 뻗기
❷번의 굽힌 자세에서 엉덩이를 내리며
양손을 발 옆 바닥에 짚고 왼쪽 다리는
90도를 유지하며 세우고, 오른쪽
다리는 뒤로 쭉 뻗는다. 시선은 고개를
들어 위를 본다.

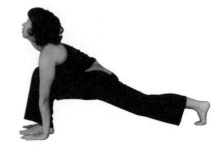

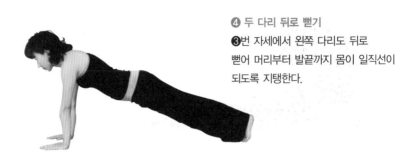

❹ 두 다리 뒤로 뻗기
❸번 자세에서 왼쪽 다리도 뒤로
뻗어 머리부터 발끝까지 몸이 일직선이
되도록 지탱한다.

❺ 무릎 꿇어 등 펴기
손을 그대로 짚은 채 무릎을 꿇어
엎드린 후 어깨를 바닥에 눌러주는
느낌으로 양팔을 쭉 편다

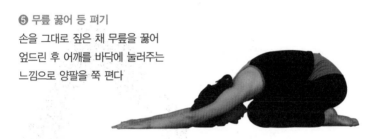

❻ 몸 바닥에 붙이고 골반 들기
양손은 가슴 옆에 붙여 바닥을 짚고, 턱과 가슴, 무릎과 발끝만
바닥에 닿게 골반을 들어 올린다.

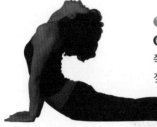

❼ 상체 들기

❻번 자세에서 골반을 내려 바닥에 붙이고, 팔을 쭉 펴서 상체만 위로 들어 올려 최대한 몸을 뒤로 젖힌다.

❽ 삼각형 자세

양 손바닥과 발바닥은 바닥에 완전히 붙이고 골반을 들어 올린 채 팔다리 오금을 쭉 펴서 삼각 형태를 만든다

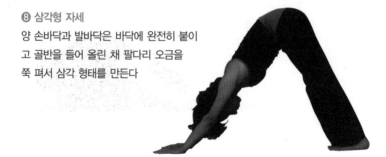

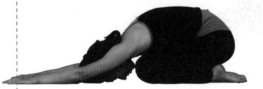

❾ 무릎 꿇어 등 펴기

❺번 동작과 같다.

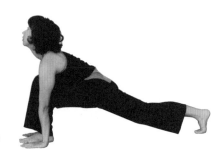

⑩ 왼쪽 다리 뒤로 뻗기
❸번 동작의 반대 자세이다.

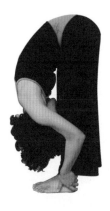

⑪ 오금 펴고 상체 숙이기
❷번 동작과 같다.

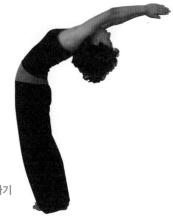

⑫ 합장하여 상체 뒤로 젖혔다가 일어나기
❶번 동작과 같다.

마사지

마사지의 원리는 몸을 풀어주고 뇌를 자극하는 데 있다. 우리는 직접 몸속의 장기를 만질 수 없기 때문에 그 대신 피부와 신경을 자극한다. 그 자극은 장기와 뇌까지 전달되고, 그러면 뇌는 다시 문제가 있는 부위에 명령을 내려 해결을 한다. 마사지에는 여러 종류가 있는데, 그중에서 효과가 탁월한 4가지 마사지법을 추천한다.

- 뇌 마사지는 뇌를 직접 자극시켜 신진대사를 돕고 머리를 맑게 한다.
- 배 마사지는 장의 연동 운동을 도와주어 변비를 예방하고 배변활동을 돕는 탁월한 효과가 있다.
- 림프 마사지는 몸의 독소를 배출하고, 피로를 회복시키며, 질병 예방을 돕는다.
- 발 마사지는 '신체의 축소판'이라 불리는 발을 자극하여 신진대사와 혈액순환에 좋다.

마사지를 하기 전에는 반드시 손을 씻어야 한다는 것을 기억하자. 기본적으로 마사지는 지압점을 자극하는 것이 가장 효과적이지만, 정확한 지압점을 찾기 어려울 경우에는 지압점 부근을 눌러주는 것도 괜찮다.

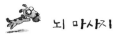 **뇌 마사지**

① 등을 세우고 양손으로 머리를 감싼다.

② 손끝으로 정수리 주위를 눌러준다.

③ 천천히 양 귀를 위아래로 잡아당긴다.

④ 이마와 눈썹을 쓸어주고 전두엽을 자극한다.

 배 마사지

① 양 손바닥을 비벼서 열기가 돌게 한다.

② 양손을 포개어 배꼽 위에 지그시 얹는다.

③ 시계 방향으로 천천히 원을 그리며 10회 정도 마사지를 한다.

④ 손가락 끝 부분으로 양 옆구리를 잡고서 살며시 눌러주며 주무른다.

⑤ 엄지와 검지로 뱃살을 가로로 잡고서 살며시 힘을 주며 주무른다.

⑥ 엄지를 제외한 네 손가락으로 배꼽 주위의 살을 눌러주며 마사지한다.

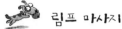 **림프 마사지**

① 림프가 많이 분포되어 있는 쇄골, 배, 겨드랑이, 서혜부 주변을 부드럽게 쓸어준다.

② 배꼽 주위에 양 손바닥을 대고 부드럽게 쓸어올린다.

③ 겨드랑이와 가슴 아래 부분을 역시 부드럽게 쓸어준다.

④ 쇄골 주위를 마사지 하고 손끝으로 쇄골의 위아래를 밀어준다.

 발 마사지

① 발가락을 하나하나 엄지와 검지로 잡고 위쪽으로 가볍게 튕기듯 잡아당긴다.

② 손가락 전체로 발목부터 발가락 방향으로 꾹꾹 눌러주며 발등 전체를 지압한다.

③ 엄지와 검지로 아킬레스건부터 발뒤꿈치까지를 꾹꾹 누른다.

④ 손바닥 전체를 이용해 발가락을 발등 쪽으로 시원한 느낌이 들 정도로 젖힌다.

⑤ 손바닥으로 발뒤꿈치에서 발가락까지 발바닥 전체를 쓸어준다.

냉온욕

냉온욕은 몸에 산소를 공급하고 산성화를 막아준다. 심신을 안정시킬 뿐만 아니라 피부미용에도 효과적이다. 또한 기의 순환을 돕고 피로를 없애는 데도 매우 좋다. 냉온욕을 할 때, 냉탕의 온도는 14~25°C, 온탕은 38~43°C가 적당하다. 각 탕에 들어가 있는 시간은 1분~1분 30초가 알맞으며, 7차례 왔다 갔다 하는 것을 원칙으로 한다. 이때 반드시 주의해야 할 것은 냉탕에서 시작해서 냉탕으로 마무리해야 한다는 점이다.

허약체질인 사람은 7차례씩 하는 것이 무리일 수 있다. 그럴 때는 3~4회 정도로 횟수를 줄이도록 한다.

풍욕

풍욕은 몸 전체에 산소를 공급하는 건강법이다. 풍욕의 비밀은 아직 다 밝혀지지 않았지만, 풍욕을 통해 잃어버린 건강을 되찾는 사람들은 점점 늘어나고 있다. 그중에는 치명적인 질병을 치유한 이들도 있다.

피부에 차가운 공기와 뜨거운 공기를 번갈아 자극하면 모공은 최대로 수축하고 이완한다. 이때 모공을 통해 체내의 독소는 바깥으로 배출되고 산소는 흡수되면서 몸이 회복된다.

특히 독소가 다량 배출되는 사과 청국장 다이어트를 하는 동안에 풍욕을 하면 평소보다 더 큰 효과를 얻을 수 있다.

풍욕은 해 뜨기 전에 한 번, 해 진 후에 한 번, 두 차례 실시하는 것이 가장 좋다.

 풍욕

① 피톤치드가 많은 숲 속이 가장 좋다(집에서 풍욕을 할 때는 통풍이 잘 되게 한다).
② 알몸 상태로 담요를 덮고 앉거나 선다
③ 담요를 젖혀 20초간 공기를 쐰다.
④ 1분간 담요로 몸을 감싼다.
⑤ 다시 30초간 알몸으로 있다가, 담요를 덮고 1분간 있는다.
⑥ 이런 식으로 벗고 덮고를 번갈아 하는데, 매번 10초씩 시간을 늘려가며 벗고 덮는다.

벗기(초)	20	30	40	50	60	70	80	90	100	110
덮기(초)	60	60	60	60	90	90	90	120	120	120

명상의 명(瞑)은 '눈을 감음'을, 상(想)은 '몰입'을 의미한다. 즉, 명상이란 '눈을 감고 몰입하는 상태'를 가리키는 말이다. 눈을 감으면 복잡하고 혼란스러운 외부세계와 단절된다. 긴장이 풀리고 마음이 편안해진다. 그 상태에서 우리는 정신을 한곳으로 집중시킨다. 혹은 '무념무상(無念無想)' 즉, 생각하지 않는 상태, 그 자체에 몰입하는 것도 괜찮다.

명상을 하면 들떠 있던 기운이 가라앉고 뇌파가 안정되면서 몸과 마음이 맑고 차분해지는 것을 느낄 수 있다. 정신적인 스트레스에서 벗어날 수 있을 뿐만 아니라, 감정 조절 능력도 좋아져 조화로운 성품을 키울 수도 있다. 호르몬 분비가 조절되어 육체적인 기능도 향상된다.

명상을 처음 해보는 사람에게는 막연하게 다가올지도 모르겠다. 아래에서 제시하는 '호흡 명상법'을 그대로 따라 해보기 바란다.

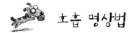

호흡 명상법

❶ 가부좌 혹은 반가부좌로 앉아서 두 손은 편안하게 무릎 위에

올려놓는다. 그리고 눈을 감는다.

❷ 들이쉬고 내쉬는 자신의 호흡을 가만히 느껴본다. 의식은 아랫배 근처에 집중한다.

❸ 호흡의 느낌을 이미지로 그려본다.

❹ 호흡 명상 때 주의할 점은 자연스러워야 한다는 것이다. 억지로 자신을 통제하지 말자. 고요한 가운데 다만 지켜볼 뿐 스스로 잘 되고 못 되고, 좋고 나쁨을 평가하지 말라.

다이어트 공식 7 걷기

걷기는 최고의 운동이다. 비만, 심장병, 고혈압, 골다공증, 당뇨병 등 걷기를 통해 예방되는 질병의 목록과 건강의 이로움은 끝이 없을 정도다. 맑은 공기를 쐬며 산책을 하면 그 자체로 다이어트가 된다. 다만, 다이어트 중에는 자신의 체력에 맞게 피로하지 않을 정도로만 산책을 즐기는 편이 좋다. 이른 아침이나 해 지기 전, 하루에 약 30분~1시간 정도 산책하는 것이 적당하다.

베토벤은 거의 모든 악상을 숲을 산책하면서 얻었다고 한다. 두 다리가 교차할 때마다 우리는 생각을 씻는다. 걸으면 걸을수록 생각이 꼬리를 물며 높은 차원으로 올라간다.

　수행자들은 걷는다. 여행자들도 걷는다. 꿈을 꾸는 사람들도 걸어야 한다.

많은 사람들이 황금을 찾아 떠나던 서부 시대의 이야기입니다.

한 남자가 산을 사들인 뒤 갱도를 만들었습니다.

남자는 그 산이 금광이라고 철석같이 믿었지요.

'이제 곧 금이 나올 거야. 후후후.'

남자와 하루도 빠짐없이 산을 파헤쳤습니다.

'오늘은 왠지 금이 나올 것 같아.'

남자는 손이 부르트는 것도 잊은 채 파고 또 팠습니다.

'오늘은 금이 나올 거야. 반드시!'

매일 남자는 희망을 안고 갱도로 들어갔다가 절망에 빠져 돌아와야

했습니다.

시간이 지날수록 남자는 초조해졌고 지쳐갔습니다.

갱도에는 한 줄기의 빛도 보이지 않았습니다.

'다 틀렸어. 이 산에는 금이 없어!'

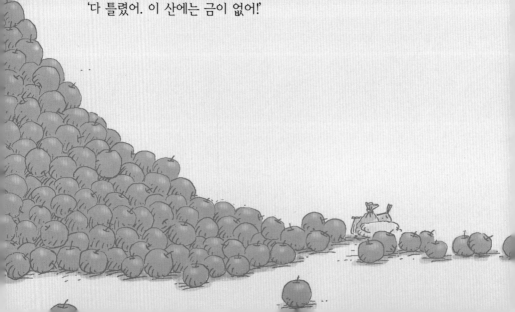

금을 포기한 남자는 헐값에 산을 팔고 어딘가로 떠났습니다.

며칠 뒤, 산의 새로운 주인이 갱도를 살피러 들어갔습니다.

그 끝에 도달하자 땅을 파는 도구들이 어질러져 있었습니다.

새 주인은 별 생각 없이 망치를 들고 땅을 파 보았습니다.

그런데 한 뼘도 안 되는 땅을 파내자 반짝이는 금맥이 몸을 드러냈

습니다.

그 깊이가 정확히 13cm라고 전해집니다.

꿈을 이루는 과정이 항상 즐겁고 신나지는 않습니다.

어두운 갱도를 파내는 것처럼 막막하고, 외롭고, 고통스럽기까지

합니다.

어쩌면 당신은 꿈을 포기하려고 할지도 모릅니다.

어쩌면 그 순간의 당신은,

마지막 13cm를 더 파지 않고 돌아서버린 남자일지도 모릅니다.

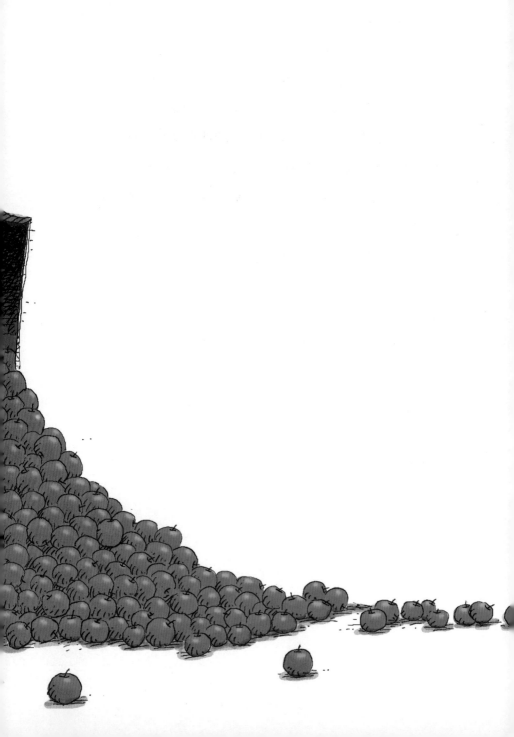

PART

2

도전!

사과 & 청국장 다이어트
프로그램

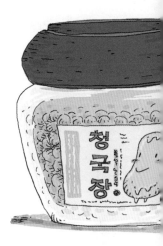

먼저 나의 건강상태를 체크하라

사과 청국장 다이어트는 일반 성인들은 물론이고 어린이나 노인도 마음 놓고 실행할 수 있다. 그만큼 부작용이 없는 안전한 다이어트법이다. 하지만 아쉽게도 여기에도 예외가 있다. 지나치게 쇠약하거나 심각한 질병을 가진 사람은 다이어트를 해서는 안 된다. 사과 청국장 다이어트는 의료나 치료를 목적으로 하는 건강법이 아니다. 건강하고 가벼운 몸을 만들기 위해 개발된 다이어트 프로그램이다. 그러므로 병을 고칠 작정으로 사과 청국장 다이어트를 실행할 생각이라면 곤란하다.

이런 사람은 다이어트 금지!

- 기력이 지나치게 쇠약한 사람

- 성인으로서 체중이 35kg 미만인 사람

- 심한 폐결핵 환자, 위궤양 환자, 암환자, 심장병 환자, 간경화
  증 환자 등 중증질병을 앓고 있는 사람

- 심한 눈병이나 귓병을 앓고 있는 사람

- 계속해서 장출혈이 있는 사람

- 심한 병을 앓은 경험이 있다면 현재 완치되었다 하더라도 미
  리 담당 의사와 상의하는 것이 좋다.

다이어트 중에
피해야 할 것들

- **약물 복용** 다이어트를 하는 동안 우리의 신체기관은 휴식을 취한다. 그런 상태에서 갑자기 약물이 투여되면 우리의 신체는 평소보다 몇 배 강한 자극을 받을 수밖에 없다. 그러므로 가능하면 약한 감기나 두통과 같은 증상에는 감잎차를 마시며 휴식을 취하는 것으로 대신하라.

- **술과 담배** 다이어트 중에 술을 마시면 평소보다 체내 흡수율이 3배 이상 강해진다. 담배도 혀와 폐에 강한 자극을 주고, 혈관을 축소시켜 혈압을 높이는 등 부작용을 일으킬 수 있다.

- **격렬한 운동** 몸속의 독소를 빠져나가게 하기 위해서는 깊고 안정된 호흡을 해야 한다. 그러나 격렬한 운동은 거친 호흡 때문에 몸속의 독소를 그대로 둔 채 체력만 손실시킨다. 다이어트 중에 몸을 움직여주는 것은 좋지만, 기운이 빠질 정도의 심한 운동은 피해야 한다.

- **화장** 화장품은 피부가 숨 쉬는 것을 방해하기 때문에 다이어트 기간 중에는 되도록 바르지 않는 것이 좋다.

- **에어컨, 온풍기 등의 냉난방기** 다이어트 중에는 인위적인 바람 쐬기는 피하는 것이 좋다. 되도록 맑은 공기로 호흡하며 좋은 에너지를 받는 것이 몸속을 정화하는 데 도움이 된다.

- **텔레비전, 컴퓨터 게임 등** 다이어트를 하는 중에는 심신이 예민해져서 신경을 흥분시키는 텔레비전이나 컴퓨터 게임과는 멀어져야 한다. 특히 텔레비전에는 끊임없이 먹는 광고가 나오는데 이러면 또 혀가 욕심을 부린다. '바보상자'와 인내력 대결을 할 게 아니라면 코드는 뽑아 놓자. 번잡한 것에서 벗어나면 생각이 커진다. 명상을 하고, 좋은 음악을 들으며 책장을 넘기라.

- **지나친 목욕과 사우나** 목욕탕이나 사우나처럼 탁한 곳에 긴 시간 머물면 기운이 빨리 소진된다.

- **그밖에** 다이어트를 하는 중에는 성급한 행동이나 마음가짐은 피하는 것이 좋다. 자리에서 벌떡 일어나거나 고개를 지나치게 숙이고 머리를 감는 등의 행동은 빈혈과 현기증을 일으킬 수 있으므로 조심한다. 아침에 잠자리에서 일어날 때도 차분한 마음으로 하루를 계획하며 천천히 일어나는 것이 좋다.

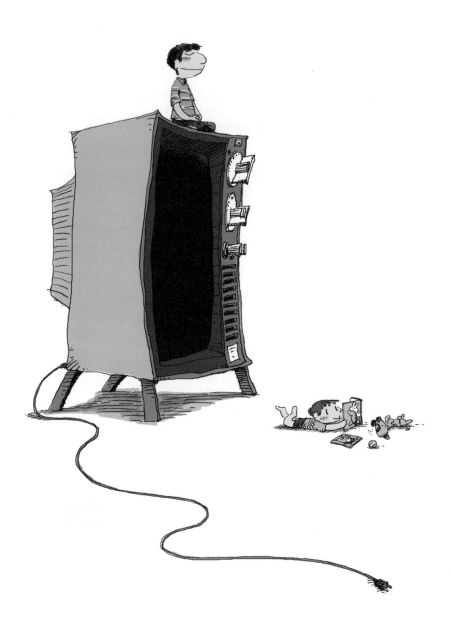

프로그램 시작 하루 전에 해야 할 일

간혹 사람들은 다이어트 전날에 최후의 만찬을 하듯이 평소보다 더 푸짐하게 상을 차린다. 앞으로 마음껏 먹지 못할 거라 생각하니 왠지 더 배고픈 느낌이 들고, 뭔가 아쉽기도 하고, 일단 든든하게 먹어 둬야 앞으로의 '고난' 을 잘 버틸 수 있을 거라는 생각이 들지 모른다. 아니면 질리도록 먹어서 먹고 싶은 마음이 싹 사라지게 하려는지도 모르겠다. 어쨌든 좋은 방법이 아니다.

사과 청국장 다이어트를 시작하면 위가 줄어든다. 그런데 다이어트를 시작하기 바로 전날 위를 늘려 놓으면 위가 놀라게 된다. 이처럼 갑작스런 변화를 맞게 되면 신체에 부작용이 생길 수도 있다.

운동을 하기 전에 준비 운동을 하듯이 다이어트 전에도 우리 몸을 알맞게 준비시켜 놓아야 한다.

전날 식사는 가볍게

프로그램을 시작하기 하루 전날에는 평소보다 적게 먹어야 한다. 평상시 대개의 사람들은 배부르게 먹는 데 길들여져 있다. 그 상태에서 갑자기 식사를 중단하면 공복감이 더욱 강하게 느껴진다. 배고픔은 다이어트를 실패로 이끄는 가장 큰 원인이다. 일반식에서 절식으로 성공적으로 넘어가려면 감식이라는 다리를 꼭 건너야 한다.

감식 방법은 간단하다. 두 가지만 지키면 된다.

첫째, 프로그램 실시 하루 전날, 점심식사는 평소의 1/2 분량을 먹을 것(이때 생식을 하면 더욱 좋다).

둘째, 이날 저녁에는 완벽하게 금식을 할 것. 될 수 있는 한 일찍 잠자리에 든다. 그러면 들떠 있던 심신의 기운이 서서히 가라앉으면서, 다음 날 다이어트에 집중하기에도 훨씬 편해진다.

이밖에도 자기 전에 다이어트에 대한 의지를 다지며 짧게 명상 시간을 갖는 것도 도움이 되는 방법이다.

반드시 구충제를 복용한다

기생충은 우리의 신체 부위 가운데 소화관에 기생하는 경우가 가장 많다. 소화관에 기생하는 회충은 체내에 꼭 필요한 영양분들을 빼앗아간다. 뿐만 아니라 소화관이 비어 있을 때는 음식물을 찾아 몸의 다른 기관으로 이동하기도 한다. 그리하여 다른 장기를 상하게 할 수도 있으며, 급기야는 내장을 갉아먹을 수도 있다. 그러므로 다이어트를 하기 전에는 구충제를 꼭 먹어야 한다.

최근에는 우리의 위생상태가 좋아지면서 기생충 감염의 우려가 많이 줄었다. 하지만 더욱 철저히 대비하는 차원에서 다이어트를 실시하기 하루 전날에는 구충제를 꼭 복용하라.

생명이 출렁이는 물을 마시라

하루에 2000cc 이상의 물을 마시자

　　성경에서는 하나님이 인간을 진흙으로 만들었다고 한다. 그렇다면 아마 하나님은 흙을 담은 통에 물을 아주 많이 부으셨을 것이다. 신체의 70% 이상은 물이다. 그래서 사람들은 살을 '물 살'이라고도 부른다.

　　몸이 물통이나 다름없으니까, 물을 적게 먹으면 무게도 적어질 것 같지만 결과적으로는 정반대다. 아무리 물을 많이 마셔도 대부분은 땀, 소변, 대변, 호흡으로 빠져나간다. 오히려 물이 부족하면 무게가 늘어난다. 체내에 수분이 부족하면 이를 보완하기 위해 몸은 지방을 비축한다. 그래서 비만환자의 체성분을 검사하면 수분량은 부족하고 체지방량은 높다. 출렁이는 살을 빼려면 컵에 물이 출렁이게 가득 따라서 마셔야 한다.

다이어트를 하면 몸에서 물이 빠져나간다. 이때 몸에 있던 단백질과 미네랄(칼륨, 나트륨, 칼슘, 인, 철), 각종 비타민 등이 소모되기 때문에 부족한 수분을 공급해야 한다. 그리고 다이어트로 단백질이 분해될 때 질소, 산 등 각종 유해 물질들이 생성되는데, 이러한 독성들을 소변으로 배출하려면 물을 충분히 마셔야 한다.

물이 부족하면 체지방이 늘어날 뿐만 아니라 혈액도 탁해진다. 혈액은 '붉은 물'이다. 혈액의 82%가 물인데 물이 부족해지면 피가 걸쭉하고 끈적끈적해진다. 체내를 돌며 산소와 영양을 공급하는 혈액이 탁해지면 신진대사 기능이 저하된다. 그러면 노폐물과 독소들이 체내에 쌓이게 된다. 다이어트를 위해서도 건강을 위해서도 몸에는 수분이 충분해야 한다.

일반적으로 성인에게 하루에 필요한 물의 양은 약 2.5L라고 한다. 대개 밥이나 찌개 등 음식을 통해 섭취하는 물의 양이 약 0.5~0.7L라고 하니까, 우리가 직접적으로 섭취해야 하는 물은 2L에 가깝다.

그런데 다이어트를 하는 중에는 음식물을 통해 섭취하는 물의 양이 적기 때문에, 우리는 더 자주 물을 챙겨 마셔야 한다. 적어도 하루 8컵 이상의 물은 마시도록 하자.

맹물이 입맛에 맞지 않거나 거부감이 있다면, 어느 정도는 차로 대체하는 것도 하나의 방법이다. 그렇더라도 하루에 필요한 물의 70~80% 정도는 순수한 물로 마셔야 한다.

차를 이용할 때는 화학비료나 첨가제가 들어가지 않은 자연식품 만을 이용한다. 특히 비타민 C가 풍부한 감잎차나 삼경차가 좋다.

물은 깨끗한 생수로!

다이어트를 할 때는 끓인 물보다 자연 그대로의 살아 있는 생수가 좋다. 물을 끓이면 몸에 필요한 물의 용존산소와 각종 미네랄 성분 등이 파괴된다.

그리고 반드시 깨끗한 물을 골라 마신다. 깨끗하지 않은 물은 각종 오염물질을 함유하고 있고, 체내에 흡수되면 그대로 저장이 된다. 지속적으로 이러한 오염된 물을 마신다면, 결국 동맥경화나 신장염, 담석증 등 각종 질병에 걸릴 수도 있다.

그러므로 반드시 수질이 좋은 자연수를 마신다. 수돗물을 이용할 때는 반드시 정수한 것을 마시도록 한다.

조금씩, 자주, 천천히

물은 홀짝홀짝 자주 마시는 것이 좋다. 천천히 씹듯이 마시는 것도 좋은 방법이다. 물을 꿀꺽꿀꺽 한 번에 많은 양을 마시는 것은 건강에 좋지 않다. 본래 물은 식도를 거쳐 위, 장, 간장, 심장, 혈액, 신장, 배설기관의 순으로 이동하는데, 급하게 물을 마시면 심장과 신장에 많은 부담을 준다. 전문가들은 물을 1분에 1cc씩 마시라고 권장한다. 그만큼 조금씩 천천히 마시라는 의미다.

물을 마시는 타이밍도 중요하다. 빈 속에 물을 마시면 체내 신진대사가 더욱 활발해지고 열량도 많이 소비된다. 그러므로 아침에 일어나자마자 물을 마시는 습관을 키우면 변비를 막고 비만을 예방하는 데 도움이 된다. 운동을 하는 중간중간, 또는 운동을 마친 뒤에도 물을 마시자. 운동을 하면 노폐물과 함께 물도 다량 배출되기 때문에 반드시 물을 보충해줘야 한다.

단, 지나치게 물을 많이 마셔서 물배를 채우는 것은 삼간다.

사과 청국장
다이어트와 함께하면
좋은 차

● **감잎차** 감잎은 그야말로 비타민C 덩어리라 해도 좋을 정도로 많은 비타민 C를 함유하고 있다. 게다가 감잎의 비타민C는 열이나 물 등에 노출이 되어도 파괴되지 않기 때문에 오랜 기간 보관하며 사용할 수 있다.

감잎차는 비타민C가 많은 만큼 감기와 피로해소에 탁월한 효과가 있고, 피부미용에도 좋은 영향을 미친다. 또한 신진대사를 촉진시켜 몸의 붓기를 빼는 데도 효과가 있다.

● **삼경차** 삼경차는 뽕잎과 은행잎과 감잎을 더해 덖은 전통 잎차로, 각각의 잎들이 가지고 있는 좋은 성분을 하나의 차에서 얻을 수 있다.

삼경차는 몸속을 정화하고 피를 맑게 하는 데 도움을 주고, 동맥경화나 심장병, 고혈압 등의 각종 성인병을 예방하는 데도 좋다. 그밖에 피부미용이나 노화방지에도 효능이 좋은 건강차다.

● **보이차** 중국에서 재배되는 발효차로 기름진 음식을 많이 먹는 중국인들이 식후에 애용하는 차다. 보이차에는 카테킨이라는 지방분해 효소가 들어 있어 다이어트 효과는 물론이고 당뇨와 콜레스테롤의 수치를 낮춰준다. 혈관에 쌓인 지방을 분해시켜 혈액 순환을 촉진시키고 면역효과와 항암효과도 뛰어나다. 단, 국내에 유통되는 보이차 중에는 질이 낮은 상품도 있기 때문에 원산지와 상표를 꼼꼼하게 살펴봐야 한다.

변화가 찾아오면 몸은 엄살을 부린다

아무리 용감한 사람이라도 모든 변화를 즐겁게 받아들이지는 못한다. 사실 누구에게나 변화는 불편하고 두려운 것이다. 변화는 지금의 틀을 깨는 것이다. 그 틀은 벽돌 담장처럼 너무 단단해서 망치 대신 해머를 들어야 할 때가 많다. 틀을 깨는 과정에서 당신은 파편에 맞아 아플 수도 있다.

'크리스마스 캐롤'에서 스크루지는 천사에게 끌려 다니며 과거와 현재, 미래를 체험한다. 그러다 아무도 찾아오지 않는 자신의 초라한 장례식을 보고는 커다란 충격에 빠진다. 아마 마음이 몹시 아팠을 것이다. 하지만 아팠던 덕에 그는 욕심에서 벗어난다. 몸도 버리는 법을 배우려면, 아파도 좀 참아야 한다.

몸은 보수적이어서 쉽게 변화를 받아들이지 않는다. 우리는 일정한 식습관에 길들여져 있는데 갑자기 습관을 바꾸면 몸은 당황하고 투정을 부린다. 사과 청국장 다이어트를 하는 동안 우리는 익숙했던 밥을 버리고 사과와 청국장 가루만으로 식사를 대신한다. 3~4일이라는 비교적 짧은 기간의 식사법이지만, 개인에 따라서는 특별한 신체상의 변화를 경험할 수 있다.

더러는 구토나 어지럼증, 불면증 등이 생긴다. 혀에 백태가 끼고, 약간의 무기력증을 호소하는 경우도 있다. 하지만 크게 걱정할 필요는 없다. 이는 잠시 나타났다가 사라지는 일반적인 반응일 뿐이며, 질병이 있는 경우에는 질병이 낫는 과정에서 나타나는 명현반응(체내의 독소가 중화되고 있는 현상)이기 때문이다.

만약 이러한 반응이 나타난다면 호흡과 명상, 요가 등을 통해 마음을 가라앉히자. 그러면 우리의 몸도 새로운 상황에 익숙해지면서 서서히 안정을 회복할 것이다.

공복감을 느낀다

다이어트를 하는 사람에게 배고픔만한 적은 없다. 살을 빨리 빼는 최고의 방법은 굶는 것이지만 대부분은 실패로 막을 내린다. 배고픔의 고통이 너무 크기 때문이다.

사과 청국장 다이어트도 왕처럼 먹는 다이어트가 아니어서 어느 정도의 공복감이 찾아온다. 그러나 식사 시간마다 조금씩 음식물을 섭취할 수 있기 때문에 큰 공복감을 느끼지 않는다. 실제로 다이어트 참가자들 중에서 배가 고파서 프로그램을 중단한 경우는 거의 없었다. 의외로 공복감을 느끼지 않았다며 신기해하는 참가자들이 대다수였다. 사과와 청국장 가루는 적은 양으로도 우리의 위에 포만감을 준다. 그래서 절식 다이어트(식사를 절제하는 다이어트)의 단점인 공복감에서 자유로워진다.

힘이 빠지고 나른해진다

음식 섭취를 현저하게 줄인 상태에서도 우리의 몸은 끊임없이 에너지를 소모한다. 그래서 자연적으로 체중이 감소하는 것인데, 그 과정에서 몸의 힘이 빠지고 정신적으로 무기력해질 수 있다. 하지만 이러한 증상도 다이어트 프로그램을 지속하다보면 자연스럽게 치유가 된다. 오히려 몸속에 쌓여 있는 노폐물이 빠져 나가고 병독에 찌든 세포가 붕괴되거나 새롭게 태어나는 과정에서, 무기력했던 우리의 신체는 생기를 얻어 가볍고 튼튼해진다. 일시적으로 힘이 없고 늘어졌던 신체에 점차 힘이 붙고 탄력이 생기는 것을 체험할 수 있을 것이다.

구토증이 생긴다

구토 증세는 대개 위장이 좋지 않은 사람들에게 발생한다. 위하수가 있는 사람들은 위가 늘어져 있다. 그런데 식사량을 줄이면 위가 탄력을 회복하면서 수축하게 된다. 이때 위 아랫부분에 고여 있던 음식 찌꺼기가 밀려 올라오면서 구토를 유발하는 경우가 있다. 사실 위장병이 있는 사람에게 구토는 위가 건강을 되찾고 있다는 신호다. 늘어진 위가 원래의 탄력을 찾고 수축하니까 구토를 하는 것이다.

위궤양이 있는 사람은 좀 더 심한 구토 증세를 보일 수 있다. 하지만 대개는 3박 4일의 다이어트가 끝난 후 보식 단계에 들어서면 구토가 멎고 안정을 찾는다.

적게 자도 피곤하지 않다

잠이 줄어드는 이유는 한마디로 잠을 잘 필요가 없어지기 때문이다. 그만큼 덜 피곤하다는 얘기다. 우리가 잠을 자는 것은 신체 각 기관에 휴식을 주기 위해서다. 특히 과식을 하면 근육의 경화, 신경 흥분, 소화기와 순환기의 피로 누적 등을 동반하게 된다. 그러면 신체는 이를 해소하기 위해 더 많은 휴식과 안정을 취하려고 한다. 대략적으로 말하자면, 한 끼 식사에 필요한 수면시간은 약 3시간 정도. 세 끼 식사를 한다면 9시간의 수면이 필요하다는 의미다. 그러므로 많이 먹을수록 자연적으로 잠은 늘어날 수밖에 없다. 야식을 먹고 잠이 들면 온몸이 악마가 밟은 것처럼 지뿌둥하고, 자명종 소리가 지옥 종처럼 들리는 것도 다 이런 이유에서다.

사과 청국장 다이어트를 하면 우리의 몸은 과로하지 않는다. 사과 청국장 다이어트 자체가 몸에게 주는 휴식이기 때문이다. 그래서 잠을 많이 자지 않더라도 몸은 충분히 쉬었다고 느끼며 깨어난다. 온몸이 개운해지고 기분은 아침 새처럼 가벼워진다.

그밖의 증상

입에서 악취가 나거나 혓바늘이 돋고 혀에 설태가 낄 수 있다. 위장이 좋지 않은 사람은 이러한 증상이 더욱 심하게 나타난다. 그러나 걱정할 필요는 없다. 이는 체내의 독소와 노폐물이 빠져나가는 과정에서 일시적으로 나타나는 반응일 뿐이다.

그밖에 개인에 따라서 어지럽거나, 나른해지거나, 눈에 핏줄이 서거나, 한기를 느낄 수도 있다. 이 역시 독소와 노폐물이 배출되면서 나타나는 현상이며, 시일이 지나면 자연히 사라지기 때문에 긍정적으로 생각하도록 한다.

목표를 이루는 7가지 마법의 주문

먼 길을 가려면 신발 끈을 단단하게 조여야 한다. 사과 청국장 다이어트를 성공적으로 끝내기 위해서는 잡념과 의심으로 풀어진 마음의 끈을 단단히 묶어야 한다. 적당한 장소와 시간, 적절한 육체적 컨디션 등 외부적인 조건도 중요하지만, 무엇보다 마음의 준비가 우선이다. 흔들리는 바늘에는 실을 꽂을 수 없다. 마음이 흔들리면 목표를 이룰 수 없다.

목표를 이루며 만족스러운 다이어트를 할 수 있도록 도와주는 7가지 조언을 살펴보자.

1. 마음속에 좋은 그림을 그리라

무언가를 간절히 원하면 이루어진다. 비행 조종사들은 시뮬레이션 훈련을 통해 비행을 배운다. 비록 발은 땅을 밟고 있을지라도 마음에 하늘을 담으면, 언젠가는 높이 올라갈 수 있게 된다. 꿈을 가진 사람이 성공하는 이유는 꿈이 행동을 부르기 때문이다. 좋은 꿈, 큰 꿈을 꿀수록 몸은 더 부지런히 움직인다.

그러므로 원치 않는 것, 불가능한 것들은 떠올리지 말라. 부정적인 말도 하지 말라. 우중충한 그림은 쓸데없이 에너지만 빼앗는다. 성공의 마법은 간단하다. 무언가를 원한다면 그것을 디테일하게 그려서 마음에 걸어두라. 그리고 그것을 이루는 데 초점을 모으라. 그러면 언젠가 그 꿈이 현실이 된다. 마법처럼 이루어진다.

혹시라도 동료와 함께 다이어트를 한다면 경쟁하듯이 살을 빼지 말라. 시기심이나 조급한 마음은 우리의 심신을 쉬 지치게 하므로 전혀 도움이 되지 않는다.

2. 자신을 믿으면 이루어진다

대부분의 사람들은 다이어트를 하는 동안 끊임없이 '다이어트를 지속할 것인가, 중단할 것인가' 라는 문제를 놓고 갈등하기 마련이다. 그런데 만약 자신에 대한 믿음이 없다면 어떻게 될까? 자신에 대해 못 미더워하거나 못마땅한 상태에 있다면 다이어트에서 결코 성공할 수 없다. 자신을 믿어야 잠재능력을 발휘할 수 있다. 자신감과 믿음이야말로 다이어트를 끝까지 지속시키는 원천적인 힘이다. 남이 했다면 나도 할 수 있다.

'나는 할 수 있다' 고 끊임없이 주문을 걸라. 그러면 어느 순간 이미 '나는 했다' 가 되어 있을 것이다.

3. 프로그램에서 제시하는 규칙들을 따르라

다이어트에 성공하기 위해서는 반드시 다이어트 프로그램에서 제시하는 일련의 과정을 따라야 한다. 다이어트에 들어가기 전에 먼저 몸이 변화에 적응할 수 있도록 준비과정을 거쳐야 한다. 그리고 다이어트를 끝낸 후에도 적응과정을 거쳐야 몸이 보호된다.

그밖에도 아침에 일어나는 시간과 잠자는 시간, 사과와 청국장의 섭취법 등 책에 제시된 대로 따르도록 노력하자. 그래야 몸을 해치지 않고 힘도 덜 들면서 다이어트를 성공적으로 마칠 수 있다.

4. 나만의 시간을 즐기라

현대인이라면 누구나 온갖 경쟁과 긴장, 갈등의 상황에 노출될 수밖에 없다. 하지만 가끔은 이러한 빡빡한 세상살이에서 벗어나 가뿐한 마음상태로 돌아갈 필요도 있다. 스트레스는 쌓아두면 결국 독이 되고 병이 된다. 사과 청국장 다이어트는 나만의 시간을 갖는 데 더없이 좋은 기회를 제공한다.

온전히 혼자가 되어야 자신에게 말을 건네기 시작한다. 자신과 대화하는 법을 잃어버리기 전에 먼저 말을 건네라. 잠들어 있는 거인에게 말을 걸듯이.

5. 꿈틀대는 혀의 유혹에 넘어가지 말라

'딱 밥 한 술만', '빵 한 개만' 등 음식의 유혹에 흔들릴 수도 있다. 그러나 다이어트를 하고 있는 몸은 웬만해서는 밥 한 술에 만족하지 못한다. 안 먹느니만 못할 만큼 식욕이 왕성해져서 다이어트를 지속하기 더욱 어렵게 만들 뿐이다. 그러므로 조금만 먹고 싶다는 욕망과 절대 타협하지 말라. 치킨 한 조각 때문에 3박 4일의 노력을 물거품으로 만들어서는 안 된다.

이때 무조건 식욕을 참고 억누르는 것은 현명한 대처가 아니다. 그보다는 호흡이나 요가, 명상, 산책 등으로 기분을 전환하며 음식에 대한 생각을 아예 떨쳐버리는 것이 현명한 방법이다.

6. 거울을 보듯이 목적을 되새기라

다이어트를 시작하기 전에 자신이 다이어트를 통해 이루고자 하는 바가 무엇인지 깊이 생각해보라. 목적의식은 그 자체가 자신에게 격려가 되고 자극이 된다. 건강을 위한 것인지, 체질 개선을 위한 것인지, 날씬해지기 위한 것인지 등 다이어트를 통해 자신이 도달하고자 하는 목표를 되새기라. 어디선가 용기가 생겨날 것이다.

7. 가족, 친구, 동료의 협조를 구하라

'살을 뺄 데가 어디 있어', '굶다가 먹으면 더 살쪄', '이 정도는 먹어도 돼' 등 주변 사람들은 당신의 다이어트를 부정하거나 가볍게 생각할지도 모른다. 갑자기 모임에 초대받거나 저녁 약속에 참석해야 하는 등 난처한 일이 생길 수도 있다.

이처럼 주변의 시선과 끊임없이 대결해야 하는 환경은 다이어트를 하는 데 전혀 도움이 되지 않는다. 굳은 결심으로 시작한 다이어트를 타인에 의해 뜻하지 않게 중도 포기하는 것은 매우 안타까운 일이다. 그러므로 다이어트를 하기 전에는 자신의 상황과 의지를 가족이나 친지, 동료들에게 미리 알리고 협조를 구하라.

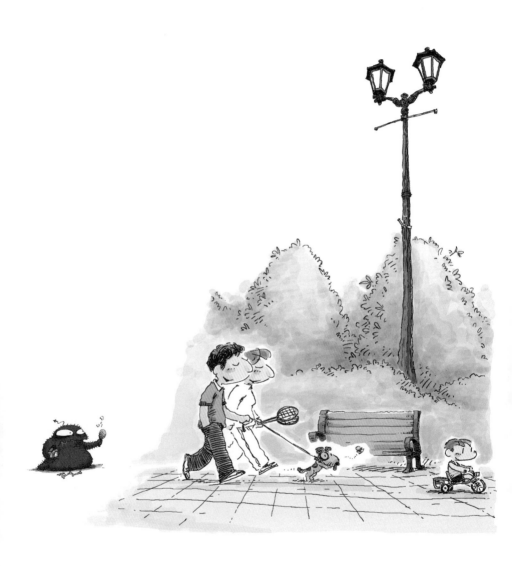

3박 4일 사과 청국장 다이어트 프로그램

'3박 4일 사과 청국장 다이어트 프로그램'은 실제로 〈아침편지 명상센터〉에서 실시한 내용을 그대로 옮긴 것이다. 이곳에서는 2008년부터 연례행사로 다이어트 참가자들을 모집하여 사과 청국장 다이어트 프로그램을 다함께 실천하고 있다. 그동안 참가자들은 3박 4일간 집을 떠나 수련원에서 단체생활을 하며 자신들의 몸과 마음에서 일어나는 질적인 변화과정을 체험했다(참가자들의 자세한 다이어트 체험담은 제3부에서 소개한다).

'3박 4일 사과 청국장 다이어트 프로그램'은 방대한 실전 데이터를 바탕으로 완성되었다.

이제 아래의 방법들을 차근차근 실행해가다 보면 우리의 몸 자체가 빛나는 꿈이 들어서는 건강하고 깨끗한 몸으로 변화되고 있음을 느낄 수 있을 것이다.

다이어트 시작 당일 아침, 소금물로 장 청소하기

원래 우리의 몸은 스스로 몸속에 쌓여 있는 노폐물을 배출하도록 되어 있다. 하지만 신진대사 기능에 이상이 생기면 노폐물 배출이 원활하게 이루어지지 않고 장에 찌꺼기들이 쌓인다. 장 청소는 이런 노폐물들을 배출시켜 몸을 깨끗하게 비우는 것이다. 몸이 가벼워지면 마음도 가볍고 편안해져서 일을 하거나 사람을 대할 때 훨씬 넉넉하고 부드러워진다.

먼저 다이어트 전날에는 장 청소에 대비해 미리 몸을 조절해 놓아야 한다. 전날 점심은 생식 등을 이용해 평소의 절반만 섭취하고, 저녁은 금식한다. 또한 구충제를 복용하고 12시 전에는 잠에 들어야 한다. 그리고 다음날 아침에 일어나자마자 장 청소를 실시한다.

장을 청소하는 방법에는 여러 가지가 있다. 대장을 통해 수분을 공급하여 배설을 촉진시키는 관장요법이 대표적이다. 하지만 관장요법을 남용하면 대장이 이완되거나 괄약근이 약해지는 등 부작용이 나타날 우려가 있다.

'3박 4일 사과청국장 다이어트 프로그램'에서는 '소금물 장 청소'를 권한다. 소금물 장 청소는 가장 안전하면서도 효과적으로 장을 비울 수 있는 방법 중 하나다. 그 방법은 다음과 같다.

1. 아침에 일어나자마자 1% 소금물 1.8~2L(여자는 1.5~1.8L)를 6~10회 나누어 약 20~30분 안에 모두 마신다.
2. 배 마사지나 요가를 하면서 기다리다 보면 장운동이 활발해지면서 20분~1시간 안에 설사를 하게 된다.
3. 첫 설사 후 생수 1컵을 마시면서 계속 배 마사지를 해준다.
4. 두 번째 설사 후 일반 생수 1/2컵을 마시면서 배 마사지를 해준다. 이런 식으로 설사를 할 때마다 일반 생수의 양을 조금씩 줄여가면서 마셔준다.
5. 설사를 4~6회 정도 하고 나면 나중에는 맑은 물 같은 형태의 설사가 나오는데, 이때부터 생수 복용을 중지한다.
6. 설사 중지 20~30분 후 가볍게 샤워를 한다.

다음은 필자가 식구들과 함께 실행했던 장 청소 일지다. 여기에는 장 청소의 방법과 신체의 변화 과정이 자세하게 기술되어 있다. 참고로, 장 청소를 건강을 위한 일종의 '예방주사'로 이해해야지, 질병을 낫게 해주는 '치료약'이나 '의료행위'로 오해해서는 안 된다.

장 청소 일지

일시 : 2006년 5월 14일 오전 6시부터

참가자 : 고도원, 강은주(아내), 고대우(아들)

준비물 : 천일염 볶은 소금(밥숟가락으로 3스푼), 생수(2L짜리 3병),
물컵, 체중계

6:00   1. 체중 재기(고도원 71.8kg/강은주 55.3kg/고대우 65.3kg)

2. 소금물 만들기(2L짜리 생수병에 밥숟가락으로 수북히 각
각 1스푼씩)

6:05   물 마시기 시작

6:15   고대우, 3컵 마시고 "토할 것 같다"(배 마사지, 복식호흡 후
가라앉아)

6:20	강은주, 4컵 마시고 "토할 것 같다"(위와 같은 조치로 쉽게 해결)
6:25	고도원, 5컵 마시고 큰 트림(트림 외에 별다른 불쾌감 못 느낌)
6:27	물 마시기 종료(물컵으로 각각 모두 8잔씩 마심)
	* 다 마신 뒤 체중이 3명 모두 정확히 2kg씩 증가
	(늘어난 체중:고도원 73.8kg/강은주 57.3kg/고대우 67.3kg)
6:32	고도원, 첫 설사(시원하고 기분 좋은 배설 느낌)
	체중 73.1kg(0.7kg 감소)
6:35	강은주, 첫 설사(폭포수처럼 쏟아져)-56.3kg(1kg 감소)
6:37	고대우, 첫 설사(시원한 물총처럼)-66.5kg(0.8kg 감소)
6:45	고대우, 두 번째(대소변이 앞뒤로 좍좍)-72.3kg
7:02	고대우, 두 번째(깔끔하게 청소된 느낌)-65.7kg
7:05	강은주, 두 번째(시원한 설사)
7:15	고도원, 세 번째(맑은 노란물만)
7:55	고도원, 네 번째(소변과 함께 맑은 물만 조금)
	(강은주, 고대우도 고도원과 비슷한 시간대에 세 번째 네 번째 설사)
8:00~8:10	3명 모두 설사 종료
	(고대우 "시원하고 행복한 느낌", 강은주 "앞 뱃가죽이 등짝에 짝 달라붙은 느낌")
	최종 체중 : 고도원 71.7kg / 강은주 55.5kg / 고대우 65.3kg

장 청소의 효과

- 장내의 노폐물 (독소, 숙변)을 제거한다.
- 변비를 개선시키며, 신진대사와 혈액순환이 촉진된다.
- 피부가 깨끗해지며, 세포내 노폐물을 제거시켜 준다.
- 배 지방 축적을 방지하며, 체중 감소에 기여한다.
- 만성 투통에 효과적이며, 머리가 맑고 시원해진다.

소금 고르는 법

장 청소를 위해 소금을 고를 때는 반드시 질이 좋은 것을 선택해야 한다. 꼭 '구운 국산 천일염'을 써야 한다. 구운 소금을 구하지 못한다면 천일염을 집에서 8~9번 구워야 한다. 굽는 과정에서 비소 같은 독소가 사라지기 때문이다. 인도산이나 중국산 소금은 피한다(인도산, 중국산 소금은 맛이 쓰며 색깔도 더 검다). 정제염이나 공업용 천일염은 인체에 아주 위험하므로 각별히 주의를 기울이자. 천일염은 산지가 정확해야 하는데, 농협을 통해서 구입하면 비교적 안심할 수 있다.

이때 반드시 기억할 사항이 있다. 소금물 장 청소는 다이어트 시작 첫날 아침에, 1회 실시한다는 것이다. 소금물 장 청소를 위해 소금물을 마시는 시점부터 샤워를 하는 시점까지 소요되는 총 시간은 약 2시간 정도. 어지럽거나 기운이 빠지지 않기 때문에 일상생활을 하는 데 전혀 지장을 주지 않는다.

사과와 청국장, 어떻게 먹을까?

다이어트 기간에 우리는 사과와 청국장을 이용한다. 사과는 아침에 1개, 한 차례 먹어준다. 청국장 가루는 점심식사와 저녁식사로 각각 1~2스푼 정도 먹는다. (《아침편지 명상센터》에서는 연해주 고려인들이 만든 '고려인 차가 청국장'을 사용한다.)

중간 중간 공복감이 찾아올 때는 청국장 말린 것을 조금씩 씹어 먹는다. 그러면 배고픔이 잦아들고 음식에 대한 욕구도 극복할 수 있다.

사과와 청국장 모두 농약이나 화학비료를 사용하지 않은 유기농 제품을 선택하도록 한다.

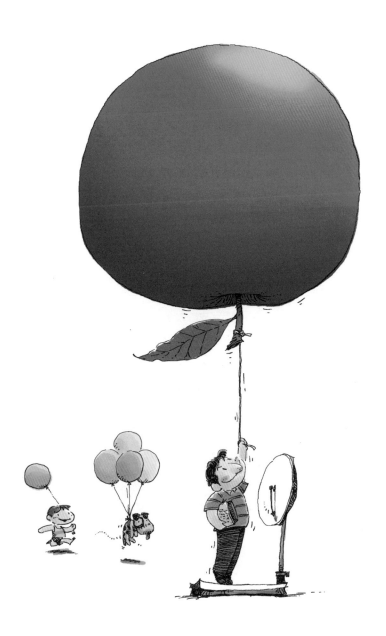

시간대별 3박 4일 사과 청국장 다이어트 일정표

● **다이어트 전날**

점심 가볍게 먹기(평소의 절반 정도)

저녁 금식(반드시 구충제를 복용할 것. 밤 12시 전에 취침)

● **다이어트 3박 4일 기본 프로그램(하루 일정)**

06:00	기상 · 체중, 혈압 측정(첫날 : 장 청소)
07:00	아침 명상(복식호흡)
07:30	〈아침편지〉 읽기(좋은 글 읽기)
08:00	아침식사 _ 사과 1/2개
09:00	산책 _ 천천히 호흡하며 걷기
11:00	냉온욕 _ 냉온탕 교대 입수 약 7회
13:00	점심식사 _ 청국장 가루 2스푼, 삼경차 혹은 감잎차
14:00	요가 _ 요가 12동작
16:00	마사지(뇌 마사지, 배 마사지, 림프 마사지, 발 마사지)
18:00	저녁식사 _ 청국장 가루 2스푼, 삼경차 혹은 감잎차
19:00	저녁 명상(복식호흡)
20:00	풍욕(환기가 잘 되는 곳에서)
21:00	독서 및 일지 쓰기(몸의 변화, 마음의 변화를 정리)
23:00	취침(취침 전 명상)

위 프로그램은 3박 4일 동안 실행해야 할 가장 기본적인 프로그램이다. 만약 집에서 다이어트를 할 계획이라면 이 기본 프로그램을 바탕으로 자신의 상황에 맞게 스케줄을 짜면 된다.

다음은 2007년 12월 30일에서 2008년 1월 2일 동안 〈아침편지 명상센터〉에서 실행했던 사과 청국장 다이어트의 시간대별 프로그램이다.

〈아침편지 명상센터〉 프로그램

● **12월 30일(일) 첫째 날**

07:00	아침편지 문화재단 집결
	체중, 혈압 재기 → 장 청소 실시 → 체중 재기
12:00	오리엔테이션, 간단한 자기소개
13:00	〈아침편지 명상센터〉로 이동
14:00	점심(청국장 가루) 및 자기소개 시간(참가 동기)
15:30	명상 시간
	삼토호흡, 영정좌관 → 명상 → 5분 명상
16:30	뇌 마사지
18:00	요가 동작 배우기
19:00	저녁(청국장 가루)
19:30	발 마사지

21:30	자유시간(일지 쓰기, 씻기)
22:30	취침 전 명상
23:00	취침

● **12월 31일(월) 둘째 날**

06:00	기상(체중, 혈압 재기)
07:00	아침 명상(단전호흡)
07:30	아침편지 읽기
08:00	아침(사과 1/2)
09:00	산책(걷기 명상)
11:00	냉온욕
	(냉욕에서 냉욕으로 끝나야 함. 냉 · 온 각 1분씩 7~8회 정도)
13:00	점심(청국장 가루)
14:00	통나무체조
16:00	명상 마사지
18:00	저녁(청국장 가루)
19:00	삼토호흡, 5분 명상
19:30	자유시간
22:30	취침 전 명상
23:00	취침

● 1월 1일(화) 셋째 날

06:00	기상(체중, 혈압 재기)
07:00	아침 명상(단전호흡)
07:30	아침편지 읽기
08:00	아침(사과 1/2)
09:00	산책(걷기 명상)
11:00	냉온욕
13:00	점심(청국장 가루)
14:00	청국장 다이어트와 '봉추나' 요법
16:00	향기명상
18:00	저녁(청국장 가루)
19:00	삼토호흡, 5분 명상
19:30	자유시간(몸 변화, 마음 변화에 대한 내용 정리)
	체중, 혈압, 몸둘레 재기
20:30	몸의 변화, 마음의 변화 서로 나누기, 정리시간
22:30	취침 전 명상
23:00	취침

● 1월 2일(수) 넷째 날

05:00	기상
06:00	아침편지 읽기, 아침(사과), 정리
07:00	해산

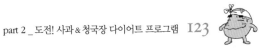

아래 글은 '3박 4일 사과 청국장 다이어트 프로그램'에 참여하셨던 윤명례님이 기록한 체험일지다. 윤명례님께 감사드리고, 많은 분들이 참고하셔서 부디 건강하시길 바란다.

윤명례님의 체험 일지

● 다이어트 첫째 날(12월 30일)

07:20	물 마시기 시작(2L 물에 소금량 1%)
07:58	물 마시기 끝
08:22	대변/소변(배가 아프거나 뒤틀리는 증상 없이 편안)
08:56	물변(약간 대변 섞인 맑은 물)/소변
09:30	물변(약간 섞여 나옴)/소변
09:40	사과 1/2
10:00	소변/맑은 물변
10:10	아침편지 소개 및 자기소개 시간
11:30	청국장 가루 2스푼(간담회)/소변(점심)
13:00	감잎차 500cc
14:00	삼투압호흡/명상요가
16:00	뇌 마사지
16:50	감잎차 500cc
17:30	요가 12동작
18:10	청국장 가루 2스푼(저녁식사)

19:15	발 마사지
21:00	감잎차 300cc

● 다이어트 둘째 날(12월 31일)

07:00	아침 명상
07:10	감잎차 200cc
07:30	사과 1개
09:00	산책
10:30	냉온욕 3회/소변/때 밀기
12:26	점심(청국장 가루 2스푼)/차 300cc
14:00	통나무체조
16:00	명상 마사지/물 600cc
20:00	인도요가
20:15	송구영신 촛불행사

● 다이어트 셋째 날(2008년 1월 1일)

07:00	아침 명상
07:20	사과 1개(아침)
08:00	발 마사지 특강
09:30	산책
10:30	냉온욕 8회(할수록 묘미를 느낌)
12:30	점심(청국장 가루 2스푼)/차 500cc
14:00	봉추나요법과 청국장 다이어트
16:00	향기요법(내면치유)/차 200cc
17:00	저녁(청국장 가루 2스푼)+말린 청국장 약간/차 600cc

- 다이어트 넷째 날(1월 2일)

시간	내용
05:00	기상
06:30	아침 사과 1개
07:00	해산
09:00	집에 도착/취침
13:00	청국장 가루 2스푼
16:00	차 500cc
18:00	청국장 가루 2스푼/차 500cc/소변 4회

- 다이어트 시작 후 변화된 사항

		혈압	체중
2007년 12월 30일	좌	161/98	
	우	160/103	67.9kg
2007년 12월 31일	좌	142/86	
	우	157/87	67kg
2008년 1월 1일	좌	150/88	
	우	163/102	65.5kg
2008년 1월 2일	좌	133/86	
	우	134/87	65.4kg
	– 얼굴에 열이 오르는 반응 후 혈압이 내려갔다.		

최종 소감

요통이 사라지고 자궁과 난소에서 이물질이 빠져나와 소변이 탁하게 나왔다. 어지럽지도 않고 일상생활에 지장도 없었다. 묵직한 통증이 사라지고 몸이 가벼워졌다. 상쾌한 기분이다.

혼자 다이어트를 한다면 이렇게

우선 다이어트에 집중할 수 있는 시간을 만들어야 한다. 아무래도 평일보다는 휴가나 연휴 기간을 이용하거나 주말에 실행하는 쪽이 좋다. 일반적인 직장인의 경우라면 금요일에 시작하여 월요일에 끝내는 것을 추천한다. 가족행사나 기타 모임이 예정된 주말은 피하도록 하자. 유혹을 이기는 현명한 방법은 유혹하는 것을 멀리하는 것이다.

이렇게 스케줄을 잡았다면 앞에서 소개한 '기본 프로그램'과 〈아침편지 명상센터〉 프로그램을 바탕으로 시간대별 프로그램을 짜보라. 어쩔 수 없는 경우를 제외하고는 최대한 기본 프로그램에 맞춰야 한다. 앞서 소개한 '3박 4일 사과 청국장 다이어트를 위한 준비물'을 참고하기 바란다.

다음은 주말을 이용해(금, 토, 일, 월) 다이어트를 실행하려는 직장인들을 위한 조언이다.

● 목요일 – 다이어트 전날

주위 사람들에게 다이어트를 한다는 사실을 알리고 도움과 양해를 구한다. 점심은 가능하면 도시락으로 해결하고, 식당을 이용해야 한다면 되도록 자극이 없는 식단을 선택한다. 점심은 평소의 절반만 먹는다. 저녁때는 금식하고 다이어트를 위한 준비물들을 미리 챙겨 놓는다. 최소한 밤 12시 이전에는 잠이 들어야 한다.

● 금요일 – 첫째 날

아침에는 소금물로 장 청소를 한다. 장 청소는 평균 2시간 정도 소요된다. 일반적인 경우라면 기본 프로그램보다 일찍 일어나야 할 것이다. 출근할 때는 청국장 가루를 챙겨 나간다. 점심시간에는 다소 외롭더라도 한적한 곳에서 혼자 청국장 가루를 먹는다. 근처의 공원을 찾아 잠깐이라도 요가동작을 해주는 것이 좋다. 저녁에는 회식이나 약속을 피하고 일찍 귀가한다.

● 토요일 – 둘째 날

근무일이 아니라면 기본 프로그램을 충실히 따른다.

● 일요일 – 셋째 날

역시 기본 프로그램을 충실히 따른다. 정신을 혼잡스럽게 하는 컴퓨터와 TV는 꺼 놓는다.

● 월요일 – 넷째 날

월요병을 잊을 만큼 아침이 가볍게 느껴질 것이다. 마지막까지 흐트러지지 말고 3박 4일의 도전을 마무리 한다.

● 화요일 – 다이어트 직후

절대 일반식을 해서는 안 된다. 위가 작아진 상태에서 평소처럼 식사를 하다가는 몸에 치명적인 해가 올 수도 있다. 반드시 뒷장에

청국장과 사과, 칼로리는 얼마?

● **청국장환**   1스푼(10g) : 약 27kcal
  청국장분말 1스푼(10g) : 약 40kcal
● **사과 1개(100g)** : 약 70kcal

사과 청국장 다이어트 기간에 우리가 섭취하는 하루 총 열량은 약 300kcal 정도이다.

● **아침** : 사과 반쪽(35kcal) 혹은 사과 1개(70kcal)
● **점심** : 청국장분말 2스푼(80kcal)
● **저녁** : 청국장분말 2스푼(80kcal)
● **간식** : 청국장환 평균 2스푼(54kcal)

소개하는 '3단계 보식 프로그램'을 따른다.

만약 공복감이 크지 않고 몸에 무리가 가지 않는다면 다이어트 기간을 2~3일 더 연장한다.

당부하고자 하는 바는, 혼자서 실행하는 다이어트는 차선책이라는 사실이다. 혼자서 실행하는 경우에는 피치 못할 상황이 찾아오거나 돌발적인 변수가 들이닥칠 수 있다. 또한 여러 가지 유혹이 찾아와 마음을 겨울 문풍지처럼 흔들어 놓기도 한다. '3박 4일 사과 청국장 다이어트'를 실행하는 최선의 방법은 수련원을 찾는 것이다. 이렇게 하면 최적의 장소에서, 적절한 긴장을 유지한 채, 철저하게 기본 프로그램을 따르게 된다. 그리고 전문가의 도움과 조언을 받을 수 있다. 무엇보다 같은 결심을 한 동료들과 즐거운 시간을 함께 나눌 수 있다. 나누면 더 가벼워진다.

다이어트의 마침표,
3단계 보식 프로그램

'3박 4일 사과 청국장 다이어트'를 마친 이후 곧바로 일반식으로 돌아가서는 절대 안 된다. 당신의 몸은 이제 비워진 상태다. 새로워진 몸은 이전과 여러 가지로 달라져 있다. 특히 위장이 극도로 수축되었고, 소화기관의 활동도 둔화된다. 비워진 몸으로 섣불리 음식물을 섭취하면 체내 여러 기관들이 큰 부담을 느낀다. 이는 신생아에게 밥을 먹이는 것이나 다름없다.

다이어트가 끝났다고 산해진미로 보상을 받으려고 하지 말라. 그러면 차라리 다이어트를 하지 않는 편이 더 좋다. 사실 다이어트보다 어려운 게 보식이다. 그래서 '단식은 누구나 할 수 있으나 보

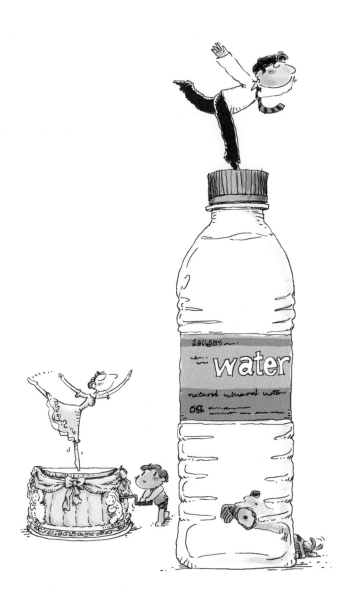

식은 지혜로운 자만이 할 수 있다' 는 격언도 있다. 이 보식 과정을 거쳐야 다이어트에 진정한 마침표가 찍힌다.

일반적으로 보식 기간은 다이어트 기간의 6배로 잡으며, 제1 보식기, 제2 보식기, 제3 보식기로 나뉘어져 있다. 제1 보식기와 제2 보식기는 다이어트 기간과 같은 일수로, 제3 보식기는 다이어트 기간의 4배 정도로 정한다. 만약 내가 3일 동안 다이어트를 했다면 제1 보식기와 제2 보식기로 각각 3일을, 제3 보식기로 12일을 잡으면 된다.

제1 보식기 (3일간)

- 다이어트 이후의 보식은 역시 미음으로 시작한다. 다이어트를 막 끝낸 터라 위가 음식물을 소화시킬 준비가 되어 있지 않다. 위액의 분비도 줄어 있는 상태다. 그러므로 보식 첫날에는 아주 묽은 미음(이를테면 현미로 만든 미음)을 조금씩 천천히 씹어 먹는다. 첫 끼니로는 반 공기 정도의 미음을 먹다가 조금씩 양을 늘리면서 저녁에는 미음 한 공기를 먹는다. 둘째 날부터는 미음과 함께 소금으로 간을 하지 않은 미역국과 맑은 된장국을 조금씩 먹는다.

- 이 기간에 생식을 이용하는 것도 좋은 방법이다. 생식은 위의 부담을 줄여주고 소화기와 신진대사의 활동을 도와준다. 이때 는 생식 한 봉지를 다 먹지 않고 2~3회 분으로 나누어 먹는 다. 단, 믿을 수 있는 생식 제품을 골라야 한다(〈아침편지 명상 센터〉에서는 '꽃마생식'을 이용한다).

제2 보식기 (3일간)

- 이 기간에는 죽의 양을 점차로 늘려가며 먹는다.
- 생식을 이용할 경우 반 봉지에서 한 봉지로 점차 늘려간다. 그 분량은 개인이 스스로 판단하면 된다.

보식 기간 중 주의사항

하나, 과식은 금물! 아무리 강조해도 지나침이 없다.
둘, 자극적인 음식이나 인스턴트 식품, 양약은 먹지 않는다!
셋, 음식은 미지근하게 조리해서 먹을 것. 꼭꼭 씹어먹는다!
넷, 평상시에도 물을 자주 마시는 습관을 기른다!

제3 보식기 (12일간)

- 잡곡, 채소, 해조류 위주의 식이요법을 하는 시기로 과식은 절대 금물이다.
- 평상식의 80%를 꾸준히 유지하는 것이 중요하다.
- 밀가루, 설탕이 들어간 음식은 피한다.
- 생식의 경우 하루 세끼 중 아침과 저녁 등 두끼는 생식으로, 점심 때는 잡곡과 채소 중심의 식사를 한다.

보식기를 마친 후 식생활은 이렇게

보식기까지 마친 후에는 평상시의 식사 생활로 돌아간다. 단, 아래에서 언급하고 있는 몇 가지 사항을 유의하도록 하자.

- 살을 빼는 목적이 아니라 하더라도 과식은 피하는 것이 좋다. 앞에서 여러 차례 말했지만, 과식을 하면 우리 신체의 여러 장기는 쉽게 피로를 느끼고 활동이 둔화되므로 건강에도 좋지 않고 다시 살이 찌게 된다.

● 채식, 생식이 좋은 반면 육식이 해롭다는 것은 이제 상식에 속
하지만, 그 중요성은 재차 말하더라도 지나침이 없다. 동물성
지방이나 동물성 단백질을 과도하게 섭취하면 비만과 고혈압
을 위시한 여러 성인병의 원인이 된다. 그에 반해 채식, 생식
은 인체에 필요한 영양소를 골고루 균형 있게 포함하고 있을
뿐만 아니라, 현대인이 앓고 있는 여러 질병을 해소하는 역할
까지 해준다. 현대인의 여러 질병은 지나친 육식과 부족한 채
식 습관에서 기인한다. 그러므로 사과 청국장 다이어트를 마
친 이후 육식을 줄이고 채식을 늘린 식생활을 하자. 그러면 날
씬하고 건강한 신체를 유지하는 데 큰 도움이 될 것이다.

● 가공식품이 인체에 미치는 악영향은 두말 할 것도 없다. 가공
식품에는 놀랄 정도로 많은 화학 첨가제가 들어 있다. 화학 첨
가제가 인체에 다량 축적되면 암을 비롯한 여러 가지 질병을
일으킬 수 있다. 가공식품의 섭취를 최대한 줄이고 자연식품
을 이용하자.

● 패스트푸드(fast food)가 아닌 슬로푸드(slow food)에 관심을 갖
자. 사실 한국인의 정통음식은 슬로푸드다. 김치만 해도 그러

하다. 맛있는 김치를 먹기 위해서 김치가 삭는 시간을 기다려야 한다. 간장이나 된장 등의 발효식품은 말할 것도 없다. 이러한 슬로푸드는 자연의 속도에 따라 생산된 먹거리이기 때문에 인체에 안전하고 건강에 좋다. 반면 패스트푸드는 자연의 생산과정을 인공적으로 단축하는 과정에서 여러 유해한 성분을 발생시키며, 영양적인 면에서도 균형적이지 못하다.

● 생식을 병행하자. 생식은 비타민, 미네랄, 섬유소가 풍부해 소화를 돕고 신진대사를 원활하게 한다. 장이 활발하게 움직이면 숙변이 쌓이지 않고 여러 질병이 예방된다. 또한 생식을 하면 위가 줄어드는 효과가 있어 요요현상도 막을 수 있다. 이제부터는 하루 세 끼 중 아침 한 끼는 생식으로 대신하자.

● 음식을 먹을 때도 천천히 먹는 습관을 키우자. 이때 천천히 먹는 것이란 단순히 먹는 속도를 느리게 하라는 의미가 아니다. 밥 한 술을 먹더라도 수십 번 씹으면서 음식의 참맛을 느끼며 먹자는 것이다. 음식을 오래 씹으면 음식의 진정한 맛을 알 수 있을 뿐만 아니라 소화에도 도움이 되므로 건강에 좋다.

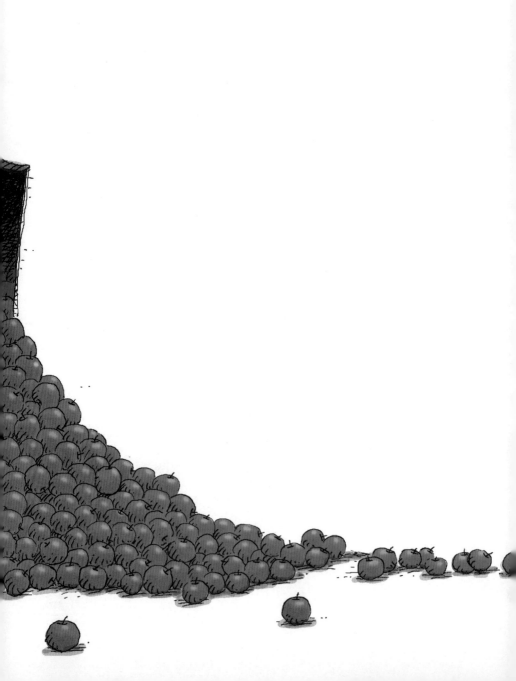

PART

3

즐거운 몸은 꿈을 꾼다

제3부에서는 사과 청국장 다이어트를 실행하신 분들의 체험담을 소개한다. 이중

몇몇 분들은 개인적인 요청에 따라 가명으로 명기하였다. 소중한 체험담을 전해주

신 여러분께 다시 한 번 감사의 말씀을 드린다.

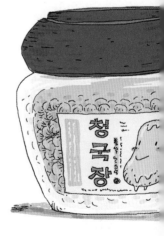

3박 4일간의
사과 청국장 다이어트 여행

임영란님(아침편지 가족)

 살과의 불편한 동거를 시작한 지도 십수 년의 세월이 흘렀다. 혈액암으로 투병생활을 한 후 불어나기 시작한 체중 때문에 나는 그동안 수시로 '다이어트' 중이었다. 그러나 힘겹게 줄인 체중이 다시 늘어나는 요요현상을 수차례 반복해 겪다 보니 체중을 줄여보려던 마음마저 그 무게에 눌려 잔뜩 주눅이 들어버린 상태였다. '사과 청국장 다이어트' 선정자 명단에 진하게 박혀 있던 내 이름 석 자를 발견한 것도 그때쯤이었다. 얼마나 감사하던지….

2007년을 마무리하는 12월 30일부터 2008년 1월 2일까지 3박 4일간 진행된 사과 청국장 다이어트를 본격적으로 시작하기 전날, 점심은 평소 섭취하던 양의 반으로, 저녁은 굶어야 한다는 지시대로 두 끼를 건너뛰고 나니 그날 밤은 심한 허기로 잠이 오지 않았다. 저녁과 야식으로 편중된 식습관에 길들여져 있던 나의 뇌는 끊임없이 입맛 당기는 음식들을 눈앞에 펼쳐 놓으며 밤새 잠자리를 어지럽혔다. 단지 두 끼를 굶었을 뿐인데… 3일 동안 과연 잘 해낼 수 있을지 은근한 걱정이 마음 한켠에 비집고 들어섰다.

그렇게 선잠으로 밤을 지새우고 오전 7시 아침편지 문화재단에 도착, 체중과 혈압을 측정하고 2L의 소금물로 장 청소를 마친 후 아침편지 연수원으로 이동해 본격적인 다이어트 일정에 들어갔다. 3일 동안 물과 차는 수시로 마실 수 있었고, 아침식사는 사과(1/2개~1개)로, 점심과 저녁은 각각 청국장 2스푼 정도씩을 먹었는데 놀랍게도 심한 공복감이 느껴지지 않았다. 이렇게 적은 양으로도 사람이 살아가는 데 전혀 문제가 없다는 사실을 알게 되니, 맛깔스런 음식에 늘어나기만 한 나의 식탐이 새삼 부끄러워질 뿐이었다.

매일 아침 체중과 혈압을 측정하고 아침명상과 식사를 마치면 산책과 냉온욕으로 오전 일정이 이어졌다. 점심식사 후에는 요가, 삼토호흡, 영정좌관, 명상 마사지, 봉추나요법, 통나무체조, 향기명상 등이 매일 일정에 따라 진행되었고, 저녁시간은 발 마사지와 자유시간, 취침명상 등으로 살뜰하게 채워지고 있었다.

매일 사과 반쪽과 청국장 몇 스푼의 식사, 그리고 명상과 마사지 프로그램이 진행되는 동안 나의 체중은 매일 1kg씩 감량되었고, 혈압도 147/86에서 125/84로 안정되었다. 3일간의 다이어트를 마치고 집으로 돌아와서도 '사과 청국장 다이어트'를 계속해 총 7일간의 다이어트를 마쳤을 땐 총 6kg의 체중을 줄일 수 있었다. 보식기에 접어들면서 늘어난 1.5kg의 체중은 걷기와 가벼운 저녁식사를 통해 5일 만에 다시 원래 상태로 돌아갔다. 피부와 혈색도 한결 좋아졌다.

　　'사과 청국장 다이어트'의 효과는 결코 체중 조절에만 머물지 않았다.

　　혈액순환을 돕고 요산을 체외로 배출하는 냉온욕, 근육을 이완시켜주고 몸을 교정하는 통나무체조와 봉추나요법, 상처와 삶을 만져주는 아름다운 나눔을 깨닫게 해준 명상 마사지와 발 마사지, 내 안의 나를 찾아가던 요가와 명상의 시간, 고요하고 맑은 마음으로 정(精), 기(氣), 신(神)의 조화를 이루는 삼토호흡과 영정좌관, 마음의 상처를 회복할 수 있도록 이끌어주었던 향기명상 등은 내적치유를 통해 화해의 삶으로 담담하게 걸어나갈 수 있도록 위로와 용기를 주었다.

　　이 특별한 체험을 통해 내게 일어난 변화는 참으로 놀라운 것이었다. 내게는 단지 체중을 줄이는 일이었던 다이어트가, 마치 어지럽게 펼쳐진 퍼즐 조각들이 하나씩 제자리를 찾아 아름다운 하모니를 이루듯, 정화된 몸과 마음이 평화롭고 자연스럽게 소통하는 어울림을 통해 내가 살아온 지난날들을 돌아보게 해주었다. 나아가 이전의 삶을 회복해 앞으로 걸어가야 할 길까지 내다보게 하는 계기가 되었음을 깨닫게 해주었다. 그리고 그 길이 내 안에 있었음을 일러주었다.

3박 4일간의 사과 청국장 다이어트 여행! 몸의 소리에 귀 기울여 마음에 다다르는 이 아름다운 여행은 한 해의 마지막, 그리고 새해의 첫날 내가 받은 가장 특별한 선물이다. 이 신비로운 여행에 모두를 초대하고 싶다. 가벼운 몸과 마음으로 함께 가자고.

헐렁해진 청바지만큼
맑아지는 정신

"저는 사과 청국장 다이어트를 하면서 열흘 만에 6Kg을 감량했답니다. 몸이 가벼워져서 생활하기 너무 좋고요. 전에는 몸을 다 가리는 펑퍼짐한 옷만 입었는데, 요즘은 몸에 찰싹 붙는 옷도 입고 싶어지네요. 그런데 당분간은 참으려고요. 조금 더 살을 뺄 계획이거든요. 사과 청국장 다이어트가 있어서 살 빼는 것이 별로 어렵지 않게 느껴지네요."_ 최은선님(37세, 주부)

"사과 청국장 다이어트를 하면서 굶는 것은 저에게 그다지 힘든 일이 아니었어요. 다만 갈증을 못 참는 성격이라 늘 물을 많이 마셨습니다. 주위에서 권하는 대로 감잎차도 항상 옆에 두고 꾸준히 마셨지요. 그랬더니 3박 4일간의 다이어트를 마쳤을 때 3kg의 체중이 줄어 있더군요. 몸도 편안한 데다 체중까지 빠지고보니 더욱 의욕에 넘쳤습니다. 그래서 내친 김에 3일간 더 사과 청국장 다이어트를 했습니다. 일주일을 채우고 나자 저의 체중은 5kg이 줄어 있었습니다. 곧바로 보식기간을 가졌고, 그때 다시 체중이 1.5kg 증가했지만, 더 이상의 변화는 없더군요. 기회가 닿는 대로 다시 한 번 사과 청국장 다이어트를 시도할 생각입니다. 체중 감소도 더없이 기쁜 일이지만, 무엇보다 다이어트를 하고 나면 정신이 맑아지고 편안해지는 것이 참 좋아요." _ 오선아님(가명, 29세, 교사)

＊　＊　＊

체중 감량은 사과 청국장 다이어트를 했을 때 가장 빨리 나타나는 효과이기도 하다. 음식의 섭취량을 대폭 줄이고 살빼기에 도움이 되는 식품만을 먹으니 당연한 결과다.

다이어트를 시작한 지 2~3일이 지나면 몸속에서 에너지로 쓰이지 못한 채 불필요하게 비축되어 있던 지방이나 노폐물들이 연소되기 시작한다. 그 과정에서 체중이 적게는 2kg에서 많게는 5kg까지도 빠진다.

늘어져 있던 위도 조금씩 줄어든다. 위가 축소되면 과식하는 버릇이 고쳐진다. 예전처럼 많이 먹지 않아도 쉽게 포만감을 느끼는 것이다. 그러므로 다이어트로 인한 요요현상에서도 벗어날 수 있다.

체중 조절을 더 많이 하고 싶다면, 한 달 혹은 두 달에 한 번씩 꾸준히 사과 청국장 다이어트를 하도록 한다. 그러면 점차 자신이 원하는 체중에 도달할 수 있다. 또한 체질이 개선되고, 정신적으로도 안정되어 가는 자아를 발견할 수 있을 것이다.

꾸준히 할 수 있는 다이어트

"지금 저는 사과 청국장 다이어트를 9일째 계속하고 있지만, 전혀 배가 고프지 않습니다. 정말이지 사과와 청국장 가루의 놀라운 힘이 무엇인지 알고 싶어요. 예전에 저는 보통 사람들보다 2~3배는 너끈히 먹던 대식가였습니다. 그런데 지금은 일상생활을 하면서도 사과 한두 개와 청국장 두어 스푼으로 끼니를 때우며 다이어트를 하고 있습니다. 제게는 기적 같은 일이 일어나고 있는 셈입니다. 나이 41세를 넘어 처음으로 해보는 몸과의 진지한 대화도 저에게는 아주 특별한 변화를 가져다주고 있습니다." _ 김희철님(41세, 무역업)

다이어트에서 가장 중요한 것은 '얼마나 꾸준히 할 수 있는가' 이다. 사과 청국장 다이어트를 지속할 수 있는 원동력은 두 가지이다. 우선 사과와 청국장이라는 완벽한 식품의 결합. 김희철씨의 경우에서 알 수 있듯, 사과와 청국장은 완벽한 다이어트 식품이다. 특히 영양과 포만감 측면에서 그렇다. 장기간 지속하더라도 공복감이나 영양결핍의 부작용이 적다. 그래서 자신이 원한다면 안심하고 얼마든지 기간을 늘려가며 다이어트를 할 수 있다.

일반식을 하더라도 사과와 청국장을 보조식품으로 활용한다면 다이어트에 도움을 받을 수 있다. 즉, 평소 과식을 하지 않는 범위 내에서 사과와 청국장을 틈틈이 먹어주자. 그러면 신체 시스템의 자정능력이 향상된다. 앞에서도 언급했지만, 사과와 청국장의 여러 가지 영양성분들은 우리의 내장에 있는 노폐물과 독소들을 신장으로 보내 소변으로 배출시키거나 간으로 보내 분해하는 역할을 한다. 그러므로 사과와 청국장을 꾸준히 섭취하면 몸 구석구석 말끔하게 청소되고, 신체 각 기관의 활동이 원활해져서 효과적으로 에너지를 소모할 수 있다. 아울러 사과와 청국장을 꾸준히 먹으면 상대적으로 다른 간식을 먹지 않게 되어 좋다. 흔히 우리가 간식으로 선택하는 과자나 음료수에는 다량의 설탕이 들어간다. 당은 칼로리는 적게 내면서도 체내에서 쉽게 지방으로 바뀌는 성질을 지니고 있다. 반대로 사과와 청국장은 과도하게 축적된 체지방을 녹여주고, 불필요한 영양분들을 배설시켜 비만인 사람들에게는 더 없이 좋은 간식거리라고 할 수 있다.

몸과 마음의 숙변을 몰아내다

 "다이어트를 시작한 후 셋째 날부터 변을 보는 일이 정말 상쾌해졌어요. 그 전에는 변비로 늘 고생을 했거든요. 다이어트를 하는 동안 신기하게도 먹는 음식량에 비해 배출하는 변의 양이 훨씬 많아졌습니다. 숙변이 정확하게 무엇인지는 모르겠지만, 어쩐지 몸속에 쌓여 있던 숙변들이 밖으로 배출되고 있는 게 아닌가 싶어요." _ 김유정님(23세, 대학생)

"저는 〈아침편지 명상센터〉에서 있었던 사과 청국장 다이어트를 마친 후에도 꾸준히 건강 관리를 하고 있습니다. 이를테면 아침마다 청국장 가루를 먹지요. 씹어 먹든 물이나 우유에 타서 먹든 확실히 배변이 시원합니다. 명상과 마사지도 열심히 하고 있습니다. 몸과 함께 마음도 치유되는 것 같아서 너무 감사합니다. 잘 유지하겠습니다." _ 최혜정님(가명, 29세, 주부)

* * *

숙변 배출은 사과 청국장 다이어트로 얻을 수 있는 최고의 쾌거 중 하나다. 숙변이란 장 구석구석에 끼어 있는 변 찌꺼기를 말한다. 잘못된 식습관, 운동 부족, 스트레스 등으로 인하여 신체 기능이 제 역할을 다하지 못하면 장에서 노폐물이 완전히 배출되지 못하고 장벽에 붙어 숙변이 된다. 숙변이 있으면 내장의 혈액순환이 나빠져 빈혈이 생길 뿐만 아니라, 숙변에서 발생하는 유독가스는 뇌로 올라가 뇌신경의 활동을 방해한다. 또한 숙변은 하복부 비만의 원인이기도 하다. 숙변이 쌓일수록 대장이 무력해지기 때문에 아랫배에 군살이 찌기 쉽다.

사과 청국장 다이어트는 이러한 숙변을 안전하게 배출시킨다. 개인의 몸 상태에 따라 다르지만 대개는 3박 4일간의 사과 청국장 다이어트를 하고 나면 장에서 서서히 신호가 오기 시작한다. 이때 배출되는 숙변은 지금까지 자신이 봐온 변과는 색깔이나 냄새, 성분에서 많은 차이가 난다. 대체로 콜타르처럼 검고 끈적끈적하며 굉장히 지독한 냄새를 풍기는 변을 보는데, 이것이 바로 우리의 장 구석구석에 끼어 있던 숙변의 정체다. 이런 숙변을 몸 밖으로 배출하고 나면 한결 몸이 가벼워지면서 기분도 상쾌해진다.

사과 청국장 다이어트는 몸의 숙변뿐 아니라 마음의 숙변까지도 없애는 데 도움을 준다. 마음의 숙변이란 마음속에 오랫동안 담아둔 채 해소하지 못한 앙금으로 누군가를 향한 원망이나 미움, 집착 등을 말한다. 사과 청국장 다이어트를 하다 보면 그동안 우리의 몸뿐만 아니라 마음까지도 얼마나 쓸모없는 것들을 쌓아둔 채 살았는지 깨닫게 된다. 모든 것들을 비우는 훈련을 하고 나면 심신이 편안해지면서 진정한 삶의 행복이 무엇인지를 발견할 수 있다.

월요일 아침이 즐거워지는
주말 다이어트!

"휴일 다음날이면 이상하게 더 피곤하더라고요. 일요일에 종일 잘 먹고 편하게 쉬었는데도 월요일 아침이면 몸이 무겁고 짜증이 났지요. 그런데 주말에 사과 청국장 다이어트를 하고 나서 완전히 달라졌어요. 아침 일찍 눈이 번쩍 떠지고 기분도 상쾌했습니다. 시원하게 변도 봤고요. 간단하게 사과 한 쪽을 먹고 출근을 했는데, 발걸음이 정말 가볍더라고요." _ 박대일님(34세, 영업인)

＊ ＊ ＊

월요병이라는 것이 있다. 유독 월요일 아침이면 잠자리에서 못 일어나고 온몸이 무겁고 쑤신 것이다. 직장생활로 인한 과도한 스트레스 때문일 수도 있지만, 그보다 먼저 휴일 동안 자신이 무엇을 했는지 한번 점검해볼 필요가 있다.

진짜 휴식이란 온종일 먹어대며 가만히 소파에 기대 앉아 팔다리 근육만 쉬게 하는 것이 아니다. 피로로 쇠약해진 내장기관까지 쉬게 해주는 것, 이것이 신체에게 주는 진정한 휴식이다. 휴일 동안 내장기관이 음식물을 소화, 흡수, 배설하기 위해 끊임없이 일했다면, 우리는 쉬었다고 생각할지 몰라도 내장기관은 잠시도 쉬지 못한 셈이 된다. 그러므로 다음날 아침에 일어날 때 피곤하고 힘든 것이다.

주말 다이어트를 한 박대일씨가 월요일 아침은 가볍다고 느낀 것도 그런 이유에서다. 사과 청국장 다이어트를 하면, 그동안 무리하게 소화 활동을 계속해왔던 우리의 위나 장 등이 휴식을 취할 수 있다. 심장도 소화관에 피를 펌프질할 필요가 없으므로 잠시 에너지를 충전하며 쉴 수 있다.

그런데 만약 이런 휴식을 갖지 않는다면, 다시 말해 계속해서 과식과 과욕으로 육체를 혹사시킨다면, 결국 우리는 만성피로를 느끼거나 몸살을 앓게 된다. 몸살이 나면 우선 입맛이 떨어지고 음식을 못 먹게 되는데, 이는 휴식을 원하는 우리의 신체가 보내는 자연적인 반응이다. 그러므로 이럴 때는 억지로 무언가를 먹기보다는 굶는 것이 오히려 낫다. 주말만이라도 사과 청국장 다이어트를 하면 내장의 피로가 풀리고 신체의 활력도 올라가는 것을 느낄 수 있을 것이다.

깨끗하고 맑은 피부로 돌아가다

"보는 사람마다 얼굴이 좋아졌다는 얘기를 합니다. 피부가 건조한 편이었는데 요즘은 가끔 화장품 바르는 일을 잊을 때도 있어요. 손발 저리는 증세도 상당히 개선되었습니다. 사과 청국장 다이어트를 하면 혈액순환이 좋아진다고 하던데 정말 그런 것 같아요." _ 라애경님(42세, 사회복지사)

"조금만 무리를 해도 입가에 하얀 부스럼이 나고 코끝이 빨갛게 불이 들어왔어요. 그래서 친구들이 '루돌프 사슴 코'라고

놀렸죠. 그런데 사과 청국장 다이어트를 하고 나서 얼굴이 많이 깨끗해졌어요. 세수할 때 느낌이 달라요. 그리고 전 이상하게 등에 여드름이 많았는데 엄마가 보시더니 언제 다 들어갔냐고 깜짝 놀라시네요. 앞으로 최소한 한 달에 한 번은 사과 청국장 다이어트를 할 계획이에요." _ 조혜림님(21세, 대학생)

＊　＊　＊

〈아침편지 명상센터〉에서 여성 참가자들이 다이어트가 끝나고 크게 만족하는 것은 두 가지였다. 살이 빠지는 것과 얼굴이 맑아지는 것이었다. 피부에 윤기가 돌아오자 참가자들은 생각지도 않은 선물을 받은 것처럼 다들 기뻐했다.

피부는 장과 밀접한 관련이 있다. 장에 숙변이 끼면 염증을 일으키고 이는 피부에 곧바로 나타난다. 얼굴이 푸석해지고 종기가 나는 것은 장이 뭔가 안 좋다고 신호를 보내는 것이다. 얼굴이 고우려면 장을 돌봐줘야 한다. 일단 장을 자극하는 라면이나 햄버거 같은 패스트푸드는 끊어야 한다. 패스트푸드는 입에서는 빨리 넘어갈지 모르지만 장에서는 주차딱지를 뗀 자동차처럼 아주 오랫동안 머문다. 이는 숙변이 되고 피부 트러블로 나타난다. 되도록 적게 먹고, 깨끗하고 순한 음식을 찾아야 한다.

사과 청국장 다이어트를 하면 체내 노폐물과 독소가 제거되고 장이 편안해진다. 또한 혈액이 부드럽게 순환하면서 피부 상태가 눈에 띄게 좋아진다.

사과와 청국장 자체도 피부미용에 탁월한 효과가 있는 식품들이다. 두루 알다시피, 사과는 비타민C와 식물성 여성 호르몬인 이소플라빈이 풍부해서 피부에 탄력을 더하면서 노화를 방지한다.

청국장의 레시틴은 피부의 노화작용을 방지하는 성분으로 잘 알려져 있고, 청국장에 함유된 비타민E와 B군 역시 피부미용에 좋은 영향을 미친다.

마지막으로 좋은 얼굴을 가지려면 꿈을 가져야 한다. 높은 이상을 추구하는 사람에게서는 보이지는 않지만 느껴지는 빛이 나온다. 우리는 빛을 뿜어내는 사람이 되어야 한다.

감기에 잘 걸리지 않아요!

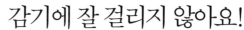"건강에는 자신이 있었는데 40대가 가까워오니 잔병치레가 늘었습니다. 특히 최근 몇 년간 환절기나 겨울이 오면 감기를 달고 살았습니다. 그런데 사과 청국장 다이어트를 하고 나서 감기가 떨어졌습니다. 왠지 몸이 강해진 기분이 들고 컨디션도 많이 좋아졌습니다. 이제 열심히 일할 일만 남은 것 같습니다." _ 이진아 님 (39세, 자영업)

* * *

감기에 잘 걸리지 않는 이유는 체내 면역력이 강화됐기 때문이다. 사과 청국장 다이어트를 하고 나면 노폐물이나 독소 등이 숙변과 함께 몸 밖으로 빠져나가게 된다. 혈관에 붙은 노폐물이 씻겨나가며 혈액순환이 원활해진다. 그리고 혈액도 정화되어 백혈구가 증가하고 백혈구의 힘도 강해진다.

백혈구가 많고 힘이 세지면 우리 몸속의 나쁜 병균들이 제대로 활동을 못하게 된다. 백혈구가 나쁜 세균을 박멸하여 몸을 치유하기 때문이다. 그러면 감기 등과 같은 질병에도 잘 걸리지 않게 된다.

현대인들은 체내 면역력이 상당히 약화되어 있다. 그 이유 중 하나는 약품 남용에 있다. 면역력은 약을 복용하면 할수록 떨어진다. 자꾸 약에 의존하다 보면 우리 몸속에 잠재되어 있는 자연치유 능력이 점점 더 제 능력을 발휘하지 못하게 된다. 그러면 우리의 신체는 스스로 질병에 대처하지 못하고 다시 약품에 의존할 수밖에 없는 악순환에 빠진다.

그러므로 잦은 감기나 몸살로 고생을 하고 있다면 모든 치유과정을 약물에만 맡겨서는 안 된다. 자신이 얼마나 건강한 식생활을 하고 있는지부터 점검해보아야 한다. 건강을 지키려면 건강을 잃기 전에 챙겨야 한다.

집중력이 좋아지고
일의 능률도 올라간다

"사과 청국장 다이어트를 하고 나서 여러 가지 변화를 체험하고 있습니다. 살이 빠진 것은 물론이고 기분도 아주 상쾌해졌습니다. 그리고 머릿속을 청소한 것처럼 정신이 맑아졌습니다. 책을 읽어도 글이 전보다 더 잘 들어오고 암기력도 좋아진 것 같습니다. 머리가 더 똑똑해진 기분이 들어요."_ 정미래님(가명, 18세 학생)

"무엇보다 정신이 맑아졌습니다. 마음이 차분해지고 혼자서 생각하는 시간이 많아졌습니다. 짜증을 내는 횟수도 줄어든

것 같습니다. 앞으로도 늘 좋은 생각만 하고 싶습니다." _ 장원재님
(34세, 공무원)

＊　＊　＊

이제껏 우리는 일하기 전에 '속부터 든든히 하라'고 말해왔다. 물론 일을 하려면 몸에서 에너지를 내야 하기 때문에 잘 먹어둘 필요가 있다. 하지만 모든 질병이 '지나치게' 먹고, '지나치게' 앉아 있는 잘못된 생활습관에서 비롯된다. 그러므로 '속을 가볍게 하고 일을 하라.'

위장이 무거우면 실제로 일의 능률이 떨어진다. 몸이 나른하고 졸리면서 무기력해지는 것이다. 우리의 몸은 음식물을 소화, 흡수하는 데 너무 많은 에너지를 소모하고 있다. 그래서 모든 에너지가 소화기관을 작동하는 데 쏠려 있다 보니 자연적으로 몸은 늘어지고 머리회전은 둔해질 수밖에 없다.

특히 과식이 문제가 된다. 지속적으로 과식을 하면 우리의 소화기관은 피로를 느끼고 제 기능을 다하지 못한다. 소화기관에 이상이 생기면 체내에 불필요한 노폐물이 남게 되고, 노폐물은 다시 숙변이 된다. 숙변이 쌓이면 여기에서 가스가 발생한다. 이 가스는 뇌신경의 활동을 방해한다.

사과 청국장 다이어트를 하고 나면 숙변을 비롯한 체내의 독소를 제거할 수 있다. 그러면 뇌신경을 자극하는 독소가 사라지고 뇌에 맑은 혈액이 원활하게 공급되므로, 자연히 집중력이 좋아지고 일의 능률도 올라간다.

머리가 맑아지면 더 먼 곳을 바라볼 수 있다. 손을 뻗으면 쉽게 잡히는 단순한 즐거움에 정신을 분산시키지 말고 진정 가치 있는 일에 집중해야 한다.

자신감이 생기고 의욕이 넘친다

"사과 청국장 다이어트를 끝냈을 때 제 자신이 너무 대견스러웠습니다. 그동안 단식을 시도해서 한 번도 성공한 적이 없었거든요. 첫날은 어떻게든 버티겠는데 둘째 날부터가 문제더군요. 배가 고파서 머리가 빙글빙글 돌더군요. 그러다 결국은 백기를 들었죠. 단식을 포기하고 냉장고를 뒤지는 내 모습이 그렇게 초라할 수가 없었습니다. 자괴감이 들고 우울해졌죠. 아무래도 단식은 저한테 안 맞는 것 같아서 효과가 비슷한 건강법을 찾다가 사과 청국장 다이어트를 알게 됐습니다. 이번에는 제대로 해보자는 마음을 갖고 최대한 프로그램에 맞춰 실행했습니다. 배고플 때 먹는 사과

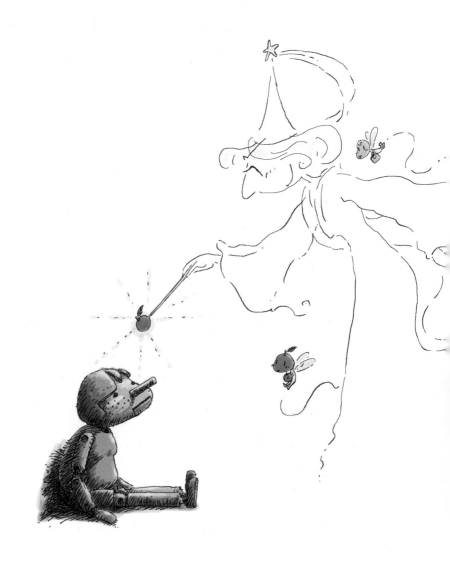

한 조각은 정말 꿀맛이었습니다. 그 꿀맛 때문에 3박 4일을 버틸 수 있었던 것 같습니다. 성공적으로 다이어트를 끝내고 나니 중요한 걸 해낸 것 같은 성취감이 들었습니다.”_ 서동원님(26세, 대학생)

＊ ＊ ＊

사과 청국장 다이어트를 성공적으로 마친 뒤에 얻는 육체적 정서적 만족감은 실로 여러 가지다. 우선 자신과의 약속을 지켜낸 데 대한 자부심이 생긴다. 한 끼도 거르지 못하던 자신이 꿋꿋하게 다이어트를 완수했을 때 스스로에 대한 믿음과 자신감이 생겨난다. 성공의 경험은 우리에게 많은 용기를 준다.

사과 청국장 다이어트를 마치면 '버리기'를 배우게 된다. 사과 청국장 다이어트를 하는 동안 우리는 음식에 대한 욕구를 버린다. 동시에 체중에 연연하는 마음도 버리고, 그것을 둘러싸고 있던 모든 부정적인 생각들도 버린다. 그리고 온전히 몸이 변하는 순간순간에만 몰두한다. 그러다보면 점차 자신에 대한 긍정적인 에너지가 생기기 시작한다. 마음에서는 뜨거운 것이 용솟음치고 소중한 무언가를 이루고 싶어진다.

'3박 4일 사과 청국장 다이어트'는 몸과 마음을 전환시켜주는 3

박 4일간의 모험이자 도전이다. 이 작은 모험과 도전을 통해 우리는 많은 것을 배우게 될 것이다. 부디 건강해서 꿈을 이루고, 그 너머의 '꿈너머꿈'을 이루기 바란다.

아침편지 고도원의
사과 & 청국장 다이어트

지은이 | 고도원
펴낸이 | 김경태
펴낸곳 | 한국경제신문 한경BP
등록 | 제 2-315(1967. 5. 15)

제1판 1쇄 발행 | 2009년 7월 30일
제1판 2쇄 발행 | 2009년 8월 14일

주소 | 서울특별시 중구 중림동 441
홈페이지 | http://www.hankyungbp.com
전자우편 | bp@hankyung.com
기획출판팀 | 3604-553~6
영업마케팅팀 | 3604-561~2, 595   FAX | 3604-599

ISBN 978-89-475-2712-5   13510
값 10,000원

파본이나 잘못된 책은 바꿔 드립니다.